Hans Georg Brecklinghaus

Rolfing - Strukturelle Integration

Was die Methode kann, wie sie wirkt und wem sie hilft

Lebenshaus Verlag

8., überarbeitete Auflage

CIP-Titelaufnahme
der Deutschen Bibliothek

Hans Georg Brecklinghaus

Rolfing - Strukturelle Integration.
Was die Methode kann, wie sie wirkt
und wem sie hilft.

Freiburg: Lebenshaus Verlag, 2025
ISBN 978-3-9823709-8-9

Druck:
Libri Plureos GmbH,
Friedensallee 273, 22763 Hamburg

Inhalt

Vorwort

Dieses Buch möchte Ihnen die *Strukturelle Integration* vorstellen, die von der amerikanischen Biochemikerin Dr. Ida Rolf entwickelt wurde. Die bekannteste Version dieser Methode ist das nach ihr benannte *Rolfing*. Angestrebt wird, die Körperstruktur eines Menschen dahingehend zu verbessern, dass sich die Gesamtpersönlichkeit mit weniger Energieaufwand freier entfalten kann und zu einem natürlichen Gleichgewicht findet.

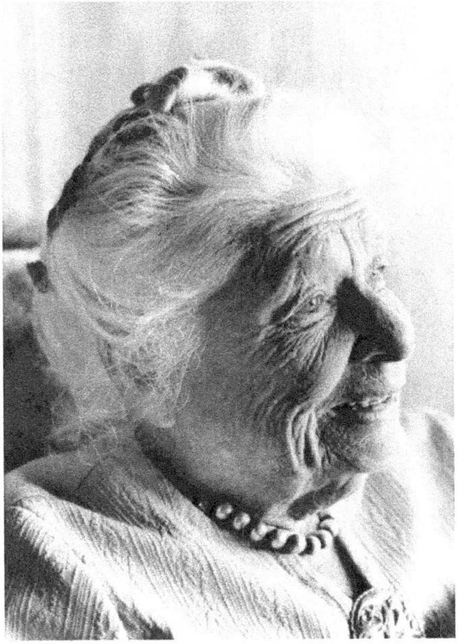

Abb. 1 *Dr. Ida Rolf (1896-1979)*

Diese recht allgemeine Definition möchte ich in einige Grundannahmen des zugrundeliegenden Ansatzes auffächern:

1. Seelisches und leibliches Wohlbefinden hängen wesentlich von einem Körperbau ab, der in sich ausbalanciert eine harmonische Beziehung zur Erdanziehungskraft aufweist.

2. Die meisten Menschen befinden sich in einer Art Kriegszustand mit der Schwerkraft, weil das Gleichgewicht ihres Körpers aus dem Lot geraten ist.

3. Unser Leib ist in seiner Gestalt form- und veränderbar. Deshalb ist es möglich, mit Hilfe einer bestimmten Behandlung des Bindegewebes (*Faszien*) die räumliche Beziehung der Teile des Leibes zueinander zu verändern. Dies erlaubt eine mühelosere innere Aufrichtung und Bewegung des Menschen im Schwerefeld der Erde.

4. Während des Prozesses der strukturellen Integration entwickelt sich ein bewussteres Erleben des Leibes, der als Ausdruck der Gesamtpersönlichkeit verstanden wird.

5. Innere Aufrichtung und eine ebenso flexible wie stabile Struktur sind sowohl auf der leiblichen wie auf der seelisch-geistigen Ebene eine Voraussetzung inneren Gleichgewichts. *Strukturelle Integration* (*Rolfing*) ist ein Weg dorthin.

Im Laufe der Jahrzehnte hat sich diese Methode auf vielen Gebieten als hilfreiche leib-seelische Grundlagenarbeit bewährt. Zu nennen sind die Bereiche Gesundheitsvorsorge, Abbau chronischer Fehlspannungen, Probleme der Körperstatik in Form von Haltungsproblemen, Unterstützung von Selbstheilungsprozessen bei dauerhaften

Gelenkproblemen, Geburtsvorbereitung, Erweiterung und Optimierung der Bewegungsmöglichkeiten, Förderung leiblicher Empfindungs- und Ausdrucksqualitäten, Abbau chronischer seelischer Verkrampfungen, usw.

Eine Schlüsselrolle bei der Rolfing-Behandlung spielen – wie bereits erwähnt – die *Faszien*. Seit einigen Jahren wird dieses Gewebe auch in der Medizin weltweit intensiv erforscht. Dadurch sind die Faszien auch in der breiteren Medienöffentlichkeit endlich zu einem aktuellen Thema geworden.

Der zur Verfügung stehende Rahmen des Buches macht die inhaltliche Beschränkung auf Wesentliches notwendig. Dabei kam es mir darauf an, Vorzüge und Grenzen der Methode möglichst praktisch und anschaulich zu schildern.

Ich verwende im Buch häufig den Begriff *Leib* anstelle des Begriffs *Körper*. Denn in dem Wort *Leib* schwingen noch die Eigenschaften des Lebendigen mit. Das altgermanische Ursprungswort, *Lib*, bedeutete gleichzeitig Leben, während das lateinische Ursprungswort für Körper, *corpus*, gleichzeitig Leichnam bedeutet. Es erscheint mir nicht zufällig, dass der Körper-Begriff in unserer Kultur den Leib-Begriff weitgehend verdrängt hat. Wurde und wird der Körper doch vielfach als Maschine, als mechanischer Apparat missverstanden und auch so behandelt. Demgegenüber möchte ich auch sprachlich verdeutlichen, dass der lebendige Leib mehr ist als seine physische Form und chemische Zusammensetzung. Allerdings habe ich bei etablierten Wortzusammensetzungen wie

„Körpersprache" oder „Körperstruktur" auf die Verwendung des Begriffes Leib verzichtet.

Um nicht jedes Mal männliche und weibliche Wortendungen in der Art von „der Klient/die Klientin" kombinieren zu müssen, verwende ich der Einfachheit halber abwechselnd männliche und weibliche Endungen. Wenn sich aus dem Kontext nicht klar ergibt, dass eines der Geschlechter speziell gemeint ist, ist also stets von beiden die Rede.

Die Methode

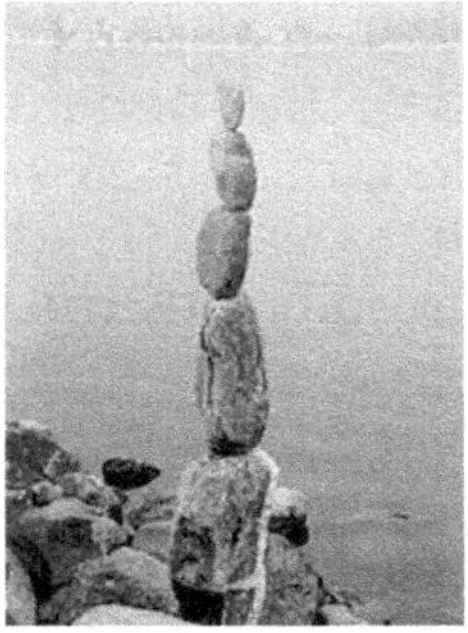

Grundlagen

Vier Eckpfeiler sind es, deren Zusammenhang Praxis und Theorie der *Strukturellen Integration* (*Rolfing*) kennzeichnet. Es sind dies: Strukturelle Gliederung/Statik des Leibes, Erdanziehungskraft, Formbarkeit des Leibes und die Faszien als Organ der Form.

Wir alle wissen, dass die Statik eines Gebäudes über sein Gleichgewicht entscheidet. Der schiefe Turm von Pisa bleibt nur so lange stehen, wie seine seitliche Abweichung von der senkrechten Schwerkraftachse eine kritische Grenze nicht überschreitet. Ein schief wachsender Baum hat es da schon besser, er kann die Richtung seines Wachstums ändern und sich so der Schwerkraft anpassen.

Und der Mensch? Auch er ist der Schwerkraft unterworfen. Diese banale aber grundlegende Wahrheit ist uns leider nur selten bewusst. Denn wir können diese Energie weder sehen noch hören, weder riechen noch anfassen. Sie haben vielleicht einen Bekannten, der ein zu kurzes Bein hat. Bei genauerem Hinsehen lässt sich feststellen, dass sich seine Wirbelsäule seitlich gekrümmt hat, weil sie die einseitige Gewichtsverlagerung ausgleichen muss. Auch die ältere Frau, die mit krummem Rücken gestern an Ihnen vorbeiging, hat das Problem, dass sie ständig gegen die Schwerkraft ankämpfen muss. Diese extremen Beispiele verdeutlichen: Ob wir uns bewegen oder im Ruhezustand stehen bzw. sitzen, wir müssen uns stets der Schwerkraft anpassen. Wir tun das meist ganz unbewusst durch feinste Gleichgewichtskorrekturen. Die Anpassung gelingt uns mehr oder weniger gut, mehr oder weniger ökonomisch. Dieses Mehr oder Weniger hängt ganz wesentlich davon ab, wie harmonisch unsere Körperstruktur ausbalanciert ist.

Erinnern Sie sich noch daran, wie Sie als Kind mit Bauklötzen einen Turm gebaut haben? Sehr bald haben Sie herausgefunden, wie die Klötzchen gesetzt werden müssen, damit der schöne Turm nicht zusammenstürzt. Je genauer Sie die Klötzchen senkrecht übereinandergelegt haben, desto stabiler war das Ganze. Und da Sie neugierig waren, probierten Sie aus, wie weit einzelne Klötzchen von der Mitte abweichen dürfen, ohne herunter zu fallen. Dieses einfache Beispiel sagt Wesentliches über die Körperstatik und -struktur aus: Sind die Schwerpunkte der Klötzchen genau übereinander angeordnet, dann entsteht eine stabile Gesamtkonstruktion, eine vollendet ausbalancierte Struktur. Die Gesamtstruktur ist also das Verhältnis, das die einzelnen Teile (Segmente) des Körpers im Raum zueinander einnehmen.

Diese Gesamtstruktur steht also in einem bestimmten Verhältnis zur Erdanziehungskraft. Der Turm bleibt nämlich nur stehen, wenn er - wie oben beschrieben - in seinem Aufbau der Schwerkraft angepasst ist. Umgekehrt macht die Schwerkraft den Aufbau des Turms überhaupt erst möglich. Der durch das Gewicht entstehende Gegendruck des Bodens stützt nämlich die Segmente. Und dies geht am leichtesten, wenn alle Schwerpunkte der Bauklötzchen wie durch eine unsichtbare senkrechte Linie verbunden sind. Eine weitere Voraussetzung ist, dass die Verbindungsflächen der Klötzchen waagerecht verlaufen.

Da auch der Mensch als ein Körper im dreidimensionalen Raum gesehen werden kann, lässt sich das Klötzchenmodell in dieser Hinsicht auf ihn übertragen. Auch der Mensch lässt sich in Teile gegliedert vorstellen: in Kopf, Hals, Schultergürtel, Brustraum, Bauch, Becken, Oberschenkel, Unterschenkel und Füße.

Wenn diese Segmente senkrecht übereinander angeordnet sind (Abb. 2 b), bildet die Verbindung ihrer Schwerpunkte ebenfalls eine innere senkrechte Linie im Menschen, die mit der senkrechten Schwerkraftachse zusammenfällt.

In diesem Fall erzeugt das senkrecht nach unten gerichtete Körpergewicht einen senkrechten Gegendruck vom Boden her, welcher aufrichtend auf die Schwerpunkte der Körperteile zurückwirkt (Antigravitationsfaktor). Der Organismus braucht dann vergleichsweise wenig Energie, um sich im Gleichgewicht zu halten. Diese strukturelle Anordnung der Teile zu einem ausgewogenen

Gesamtorganismus ist leicht überprüfbar: Wenn wir einen Menschen von der Seite her anschauen und ein unsichtbares Lot fällen, so befinden sich im Idealfall die Kontrollpunkte Ohr, Schultergelenk, Ellbogen, Hüftgelenk, Knie und Fußknöchel ganz nah an dieser Seitenlinie.

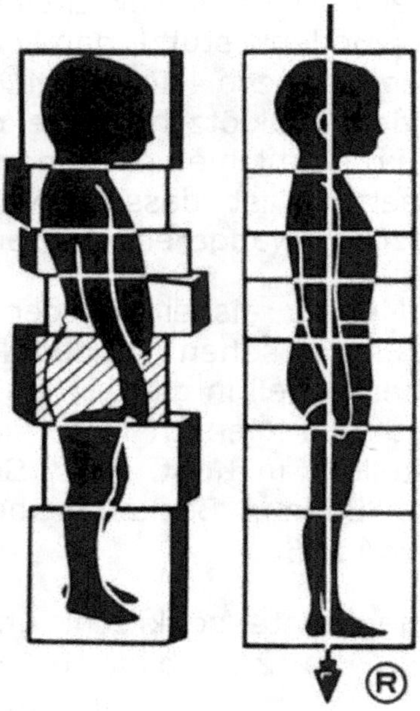

a *b*

Abb. 2 *Ungünstige Körperstruktur (a) und optimale Körperstruktur (b)*

Wenn die Körpersegmente jedoch gegeneinander verschoben sind, wie in Abb. 2 a, dann befinden sich ihre Schwerpunkte nicht mehr auf der Schwerkraftachse. Der Mensch muss nun zusätzliche Energie aufbringen, um dennoch im Gleichgewicht zu bleiben.

Die Körpersegmente können auf der waagerechten Ebene nach vorn oder hinten (Abb. 2 a) verschoben sein und nach rechts oder links. Sie können außerdem nach rechts oder links gekippt sein (Abb. 3, links): Die linke Beckenseite steht niedriger als die rechte, ausgleichend steht die linke Schulter höher als die rechte. Auch nach vorn oder hinten können Körperteile kippen: In Abb. 3 (rechts) sieht man, wie Schultergürtel, Halswirbelsäule und Becken nach vorn gekippt sind, während der Brustkorb nach hinten geneigt ist.

Ein solchermaßen aus dem Lot geratener Organismus muss sich *gegen* die Schwerkraft behaupten, was zu Stress und Verschleißerscheinungen der Gelenke führt. Wichtig in diesem Zusammenhang: Die Stellung jedes Körpersegmentes hängt von der Stellung der anderen Segmente ab, so dass sich alle Teile in ihrer Lage wechselseitig bedingen.

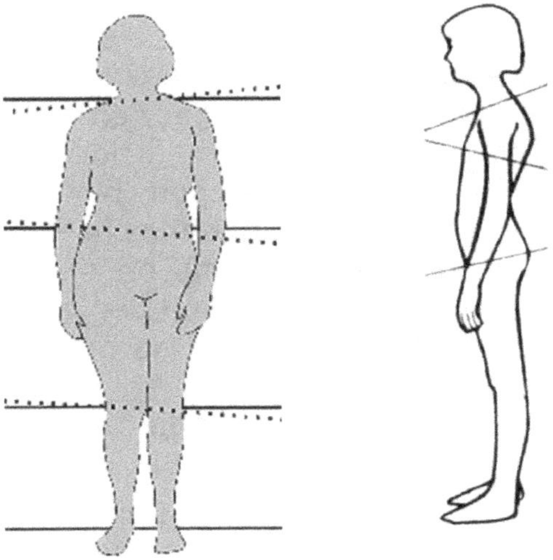

Abb. 3

Was gibt unserem Leib seine Gestalt?

Wenn Sie ein Lehrbuch über Physiologie und Anatomie aufschlagen, werden Sie darin folgende – hier etwas vereinfacht wiedergegebene – Beschreibung finden: Der „Bewegungsapparat" hat als statisches Element das Knochenskelett, welches die Form des Menschen bildet und ihn aufrecht hält. Die Gelenke werden von Muskeln überquert, welche durch Spannungsveränderung die Bewegungen einzelner Gliedmaßen bewerkstelligen. Die Faszien, also das Bindegewebe, werden Sie kaum erwähnt finden. Dabei sind gerade sie es, welche als *Organ der Struktur* fungieren.

Stellen Sie sich einmal vor, dass Sie alle Organe, Knochen, Muskeln usw., alle Gewebearten außer dem Bindegewebe aus Ihrem Körper entfernt hätten. Was würden Sie im Spiegel sehen? Nun, Sie würden exakt die Form Ihres Leibes sehen, seinen Umriss und alle Einzelheiten bis auf die Zellebene – in Gestalt eines dreidimensionalen Geflechts von Bindegewebe. Alle Formen von Faszien – Unterhautbindegewebe, Muskelfaszien, Knochenhaut, Bänder, Organhüllen, Umhüllungen der Nerven und Blutgefäße usw. – verbinden nicht nur, sie unterteilen auch, definieren räumliche Anordnungen im Leibesgefüge. Die Muskelfaszien z.B. umhüllen die Muskeln als Ganzes, sowie deren Muskelbündel und Muskelfasern (Abb. 4). Es handelt sich also um ein Netzwerk mit oberflächlicheren und tieferen Schichten.

Das Netzwerk aus Faszien ist in seinen räumlichen Beziehungen und in seiner überwiegend passiven Eigenspannung plastisch und formbar.

Einerseits ist diese Tatsache ursächlich für Strukturveränderungen negativer Art. Kurzfristig sind es die Muskeln, die mit erhöhtem Energieaufwand ein hinreichendes Gleichgewicht aufrechterhalten. Langfristig jedoch wird dies durch Verstärkungen und Verkürzungen in bestimmten Faszienabschnitten und -schichten bewirkt. Andererseits wird die Formbarkeit des Bindegewebes bei der Strukturellen Integration für positive Wandlungsprozesse genutzt.

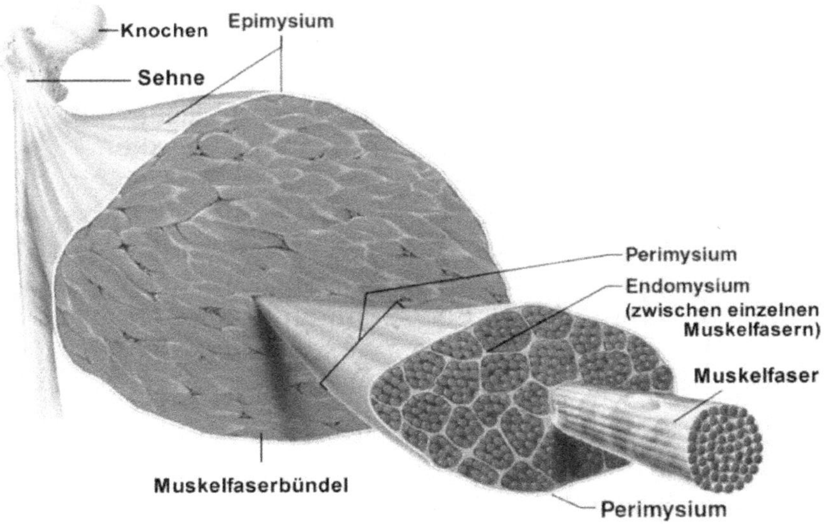

Abb. 4

Die äußerste Schicht stellt das Unterhautbindegewebe dar, das den ganzen Leib umgibt. Die Muskelhäute ermöglichen die Weitergabe von Spannungsveränderungen über verschiedene Körperabschnitte hinweg, weil diese Bindegewebshüllen einer Muskelkette – durch Sehnen und Knochenhaut miteinander verbunden – ineinander übergehen. Die Faszien bestimmen, wie frei benachbarte Muskeln übereinander gleiten können. Ein komplexes Zusammenspiel der Spannungszustände von Muskeln und sie umgebenden Bindegewebshüllen bestimmt die Stellung der Knochen zueinander.

Wir stellen dem einseitig auf die Bedeutung des Knochengerüsts und der Muskeln abhebenden Bild vom Bewegungssystem ein ebenso zugespitztes, aber realitätsnäheres Bild gegenüber: Die Knochen des Skeletts schwimmen gleichsam in einem beweglichen Umfeld aus Muskeln, Bändern und Bindegewebshüllen. Dieses Milieu flexibler Spannungselemente definiert Bewegungsmöglichkeiten und -richtungen der Knochen. Die Knochen dienen dabei als feste Druckelemente. Stellen Sie sich ein aufgestelltes Zelt vor, dann wissen Sie, was gemeint ist: Zwar ist ein Zeltinnenraum ohne Zeltstangen unmöglich; aber die Stellung der Stangen wird durch den Spannungszustand der Zeltleinen und -planen bestimmt und gewährleistet.

Strenggenommen gehören freilich auch die Knochen zum Bindegewebe/den Faszien. Weil sie essentiell aus demselben Stoff sind, wenn auch in anderer Zusammensetzung. Das bedeutet, dass auch die Knochen eine – wenn auch sehr eingeschränkte – Elastizität haben.

Kleine Faszienkunde

Bestandteile der Faszien:

- Kollagene (dehnbare, reißfeste Fasern)
- Elastin (elastisch wie ein Gummi)
- Bindegewebszellen (*Fibroblasten*)
- flüssige Grundsubstanz

Diese Bestandteile kommen in unterschiedlichen Bindegewebsarten unterschiedlich oft vor.

Faszienarten sind:

- Lockeres, faseriges Bindegewebe (z.B. im Raum zwischen Bauchorganen)
- Elastisches Bindegewebe (z.B. in dehnbaren Organen wie Lunge und Blase)
- Parallelfaseriges, straffes Bindegewebe (z.B. Sehnen, Bänder, Muskelhüllen)
- Unregelmäßiges Bindegewebe (z.B. Unterhautbindegewebe und Hirnhaut)
- Retikuläres Bindegewebe (z.B. frisch verheilte Narben)
- spezielles Bindegewebe (z.B. Fettgewebe und Knorpel

Die Faszien haben vier *Grundfunktionen*:

- umhüllen, polstern, schützen, stützen, Struktur geben
- Übertragen und Speichern von Kraft, Spannung und Ausdehnung
- Stoffwechselaktivität und Beteiligung am Immunsystem, Empfangen und Weiterleiten von Reizen und Informationen

Durch welche Einflüsse kann sich eine Körperstruktur verändern?

Wenn Sie Haltung und Gang eines Menschen beobachten, nehmen sie ganz individuelle Muster wahr. Diese Eigenarten bestehen so gewohnheitsmäßig, dass sie einer Person meist gar nicht bewusst werden. Individuelle Haltungs- und Bewegungsarten sind Ausdruck und Ergebnis der persönlichen Lebensgeschichte.

Es ist sinnvoll, zwischen *Haltung* und *Struktur* zu unterscheiden. Unsere Haltung ist willentlich beeinflussbar, jeden Moment können wir sie verändern. Die Struktur dagegen ist willkürlichen Veränderungen weitgehend unzugänglich. Deshalb ist es vergeblich, ein Kind mit eingesunkenem Brustkorb zu ermahnen: „Halt' dich gerade!" Eine kurze Zeit mag dem Kind eine Verbesserung seiner Haltung gelingen. Dann fällt es jedoch wieder in die gewohnte Haltung zurück, weil diese Ausdruck seiner fixierten Struktur ist. Eine „gute" Haltung ergibt sich nicht durch mühevolles Sich-Halten, sondern durch die Befreiung von strukturellen Beschränkungen, welche dem Leib erst eine leichte und anmutige Haltung erlaubt.

Die Erfahrungen jedes Menschen prägen Körperbau und Bewegung. Vielfältige Einflüsse geistig-seelischer wie physischer Art binden und überlagern sich zu einer komplexen individuellen Struktur. Zunächst vielleicht nur unmerkliche Veränderungen der Körperstatik können sich im Laufe der Jahre zu gravierenden Fehlformen auswachsen, die dann die Haltung weitgehend festlegen. Seelische Traumata, Unfälle, Operationen, Krankheiten und kulturell bedingte Haltungsgewohnheiten führen schließlich zu verfestigten Struktur- und Bewegungsmustern. Schauen wir uns zwei Beispiele an:

Eine Sportverletzung am rechten Hüftgelenk kann dazu führen, dass die linke Körperhälfte einseitig beansprucht wird (Schonhaltung). Mit der Zeit verkürzen und verdicken die Faszien der linken Becken- und Beinseite, und die betroffenen Muskeln werden unbeweglicher. Es entsteht eine ungleiche Belastungssituation durch ungleiche Gewebespannung. Die Körperteile werden aus ihrer natürlichen Anordnung gezogen. Verkürzungen in einem Teil führen nämlich zu einem Ausgleich in anderen Leibesregionen, etwa entlang der Wirbelsäule, um die Statik auszugleichen. Die Schwerkraft übt dabei einen stetig verstärkenden Einfluss auf alle Unausgewogenheiten aus.

Ein anderes Beispiel: Ein Kind lernt durch problematische Umstände in Familie und Schule, dass es vor anderen stets „auf der Hut" sein muss, dass es im Leben stets kämpfen muss. Diese Lebenseinstellung macht sich unter Umständen durch einen eingezogenen Kopf und zurückgezogene Schultern bemerkbar. Eine solche seelisch bedingte Haltung führt zu einer überstreckten Halswirbelsäule und einer Verengung des oberen Rückens. Auch in diesem Fall verfestigen und verkürzen sich Muskeln und Faszien in diesen Körperabschnitten, was zu Reaktionen in anderen Leibesregionen führen kann, z.B. zu einem Hohlkreuz und durchgedrückten Knien.

Welche Ursachen auch immer in Frage kommen: Fatal ist neben den Strukturschwächen, dass der Stoffwechsel in verklebten und verdickten Gewebezonen gestört ist, dass eine chronisch angespannte Leibesbefindlichkeit auch das Fühlen und die seelische Flexibilität beeinträchtigt. Das vegetative Nervensystem pendelt sich auf einem zu hohen Spannungsniveau ein. Atmung und Organe können nicht mehr völlig frei arbeiten. Denken Sie nur an einen Menschen mit ständig eingesunkenem Brustkorb. Vielleicht nehmen Sie einmal bewusst eine solche Haltung ein: Spüren Sie, wie die Atmung eingeschränkt wird?

Eine veränderte Körperstruktur verändert die Art und Weise von Bewegungen – und umgekehrt. Beides beeinflusst sich wechselseitig. Die Leibesform entwickelt sich im Laufe des Lebens entsprechend den Anforderungen, die an sie gestellt werden. Umgekehrt können sich Bewegungen nur in dem Rahmen entfalten, der ihnen von der Struktur des Körpers und seiner Gelenke vorgegeben wird. Wenn z.B. das Kniegelenk, welches hauptsächlich Aufgabe und Form eines Scharniers hat, über lange Zeit durch zusätzliche seitliche Drehbewegungen beim Vorwärtsgehen wie ein Sattelgelenk gebraucht wird, verändern sich beim Gelenk mit seinen Muskeln, Bändern und Meniski Spannung und Form, bis diese tatsächlich dem instabilen Gebrauch des Knies entsprechen. Das Gelenk wird zusätzlichen Belastungen und einem weiteren Verschleiß ausgesetzt.

Wenn sich aber aufgrund der Formbarkeit der Faszien die Körperstruktur ungünstig verändern kann, dann muss auch eine Umkehrung möglich sein. Es muss möglich sein, unausgewogene Spannungsmuster wieder mehr ins Gleichgewicht zu bringen. Und genau dies war die Erkenntnis von Ida Rolf. Ihr Verdienst liegt darin, dass sie einen Zusammenhang zwischen den Faktoren Struktur, Schwerkraft, Faszien und Formbarkeit des Leibes herstellte. Die promovierte Biochemikerin entwickelte im Laufe langjähriger praktischer Arbeit einen Weg zur mühelosen Aufrichtung eines ausbalancierten Menschen im Schwerefeld der Erde.

Ziele

Obwohl Strukturelle Integration (Rolfing) mehr als nur leibliche Veränderungen bewirken kann, sind die Absichten eines Behandlers (Berufsbezeichnungen: Rolfer, Structural Integrator) doch zunächst einmal „nur" struktureller Art. Das allgemeine Ziel, die Körperstruktur dahingehend zu verbessern, dass sie sich in größerer Harmonie mit der Schwerkraft bewegen kann, lässt sich in folgende wesentliche Teilziele gliedern:

1. Die Körperteile sollen sich um eine gedachte innere Linie herum organisieren, die beim aufrechten Stehen annähernd mit der Schwerkraftachse zusammenfällt. Diese innere Linie führt vom Scheitelpunkt des Kopfes entlang der Vorderseite der Wirbelsäule abwärts durch den Beckenboden hindurch und erstreckt sich zwischen Knien und Fußknöcheln bis zum Boden. Sie dient der Ausrichtung des Leibes im Schwerefeld der Erde. Sie ist ein Organisationsprinzip, von dem unsere Bewegungen ausgehen können und zu dem sie wieder zurückkehren. Bei beugenden Bewegungen des Körpers sollte die innere Linie sich harmonisch krümmen, wobei die Schwerpunkte der Teile sich gegenseitig ausbalancieren (Abb. 5).

2. Herstellung eines optimalen Gleichgewichts zwischen Körpervorderseite und -rückseite (Abb. 2 auf S. 8 und Abb. 5).

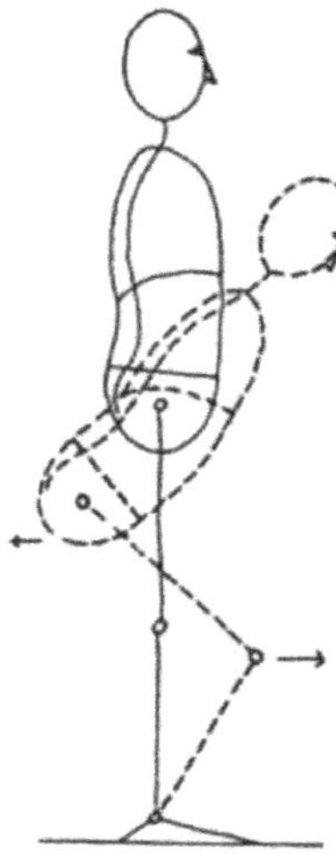

Abb. 5 *Faltendes Bücken*

3. Dieses Ziel steht in Zusammenhang mit einem anzustrebenden Spannungsgleichgewicht zwischen Beuge- und Streckmuskeln, den sogenannten Agonisten und Antagonisten. Gelöstes Stehen, Sitzen und Gehen ist nur möglich, wenn Beuger und Strecker miteinander statt gegeneinander arbeiten. Wenn ein Beugemuskel kontrahiert, sollte sich der zugehörige Streckmuskel ungehindert verlängern können. Dies gilt für die Bewegung einzelner Gliedmaßen ebenso wie für eine Bewegung größerer Leibesregionen. So bestimmen die Spannungsverhältnisse zwischen den Beugern der Körpervorderseite (z.B. Bauchmuskeln) und den langen Streckmuskeln des Rückens das Verhältnis von Vorder- und Rückseite des Körpers beim Vorbeugen des Oberkörpers. Wenn Beugemuskeln und Streckmuskeln harmonisch

zusammenarbeiten, bleibt der Rumpf frei von unnötiger Verkürzung und der Innenraum des Organismus wird nicht eingeengt (Abb. 5).

4. Relative Symmetrie beider Körperhälften, also ein *annäherndes* Gleichgewicht beider Körperseiten, was allerdings ein gewisses Maß an Asymmetrie beinhaltet. Denn zum einen sind beide Hälften im Innern organisch unterschiedlich aufgebaut, zum anderen gibt es individuelle Gegebenheiten wie Rechts- oder Linkshändigkeit, die eine absolute Symmetrie ausschließen.

5. Im Zusammenhang mit diesem Rechts-Links-Gleichgewicht steht die horizontale Anordnung der paarigen Gelenke beider Körperhälften. Sprunggelenke, Knie, Hüftgelenke, Hand- und Ellbogengelenke, Schultern und Bissebene der Kiefergelenke sollten sich auf einer waagerechten Ebene befinden.

6. Möglichst geringer Energieaufwand bei jeder Bewegung, was Gelassenheit und Anmut der Bewegung ausmacht. Dieses Ziel ist nur erreichbar, wenn Muskeln und Faszien bei Bewegungen durchlässig sind für die Bewegungsimpulse, so dass der ganze Leib harmonisch beteiligt ist. Ferner müssen die jeweils oberen Segmente von den tiefer gelegenen gut unterstützt werden (Abb. 5).

7. Unerlässliche Voraussetzung für einen möglichst geringen Energieaufwand ist auch, dass die Bewegung vor allem durch eine Tonus*reduzierung* der Gegenspielermuskeln

(Antagonisten) sowie des Leibes insgesamt initiiert wird, dann von den *inneren* (intrinsischen) Muskeln begonnen wird, und erst danach in eine Aktivität der *äußeren* (extrinsischen) Muskulatur mündet. Auf diese Weise geht Bewegung von der Leibesmitte aus und übersetzt sich dann in Arme und/oder Beine, wobei Rumpf und Gliedmaßen sich eher verlängern als verkürzen. Die Übersetzung geschieht vor allem durch die elastische Eigenspannung der Faszien, die in der Lage sind, potentielle Energie zu speichern und in Bewegungsenergie umzusetzen.

Eine solche Qualität der Bewegung beinhaltet immer *zwei* Richtungen: Die eine Richtung ist die beabsichtigte Bewegungsrichtung. Diese wird ergänzt bzw. ausbalanciert durch die mehr oder weniger entgegengesetzte Richtung, von der aus ich mich bewege. Oft ist diese identisch mit der Richtung der Schwerkraft nach unten.

8. Atembefreiung. Ein ungehinderter Atemfluss setzt angemessene und frei bewegliche Atemräume voraus.

9. Sensibilisierung für die Wahrnehmung der Vorgänge im Leibesinneren und für die Aufmerksamkeit nach außen, d.h. für den räumlichen und zwischenmenschlichen Kontext, innerhalb dessen Bewegung – als Geste verstanden – stattfindet.

Wichtig: Alle Teilziele wirken aufeinander ein und bedingen sich gegenseitig.

Vorgehensweise

Allgemein gesprochen geht es darum, Bindegewebe und Muskeln eine angemessene Spannung und ihren Raum wiederzugeben. Dies wird auf der einen Seite durch eine Differenzierung der Teile und Schichten des Leibes erreicht, damit diese sich frei und unabhängig voneinander bewegen können. Auf der anderen Seite geht es um eine Integration des Leibes als Ganzes. Dies bedeutet, dass die Teile zu einer Einheit auf höherem Niveau finden sollen, um sich ökonomischer und harmonischer bewegen zu können. Beide Gesichtspunkte - Differenzierung und Integration - sind in der Behandlung stets präsent.

Differenzieren bedeutet u.a. Verfilzungen von Faszien aufzulösen. Außerdem gleiten häufig benachbarte Muskeln nicht frei aufeinander, sondern sind über ihre Faszien miteinander „verklebt". Die Folge ist, dass bei Bewegungen oftmals Muskeln eingesetzt werden, die für diese Bewegung gar nicht vorgesehen sind. Die Behandlerin löst verklebte Gewebeschichten, während die Klientin durch bestimmte Bewegungen der entsprechenden Gliedmaßen eine einfachere, effektivere Bewegungsart über das Nervensystem verinnerlicht. So können Muskeln wieder ihren vorgesehenen Platz und ihre natürliche Aufgabe übernehmen.

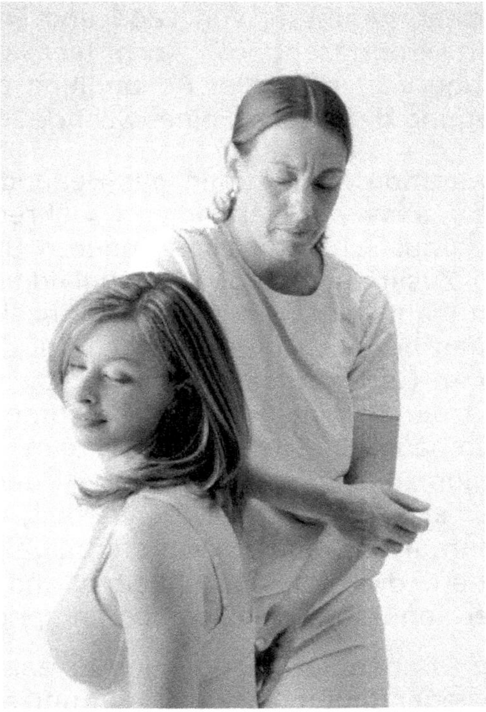

Abb. 6

Differenzieren bedeutet ferner das Dehnen chronisch verkürzter Muskelhäute und Muskeln (Abb. 6). Diese Dehnung ist freilich keine rein mechanische Angelegenheit. Auch hier spielt ein Lernprozess auf der Ebene des Nervensystems eine Rolle. Muskeln und besonders ihre Faszien werden nämlich versorgt durch bestimmte Reizempfänger innerhalb ihrer Nerven. Diese Rezeptoren reagieren auf starkes und langsames Dehnen des Gewebes dergestalt, dass sie über das zentrale Nervensystem zu einer Verlängerung bzw. Elastizität der Gewebefasern führen und zu einer Verbesserung der Eigenwahrnehmung von Lage und Bewegung im Raum (Propriozeption). Auch hier spielt die Kombination von manueller Behandlung und aktiver Bewegung der Klientin eine wichtige Rolle.

Die Integration im Rahmen der Behandlung erfordert es, dass die Behandlerin während jeder Sitzung darauf schaut, welche inneren Beziehungen und Zusammenhänge die individuelle Körperstruktur aufweist. Die Arbeit in einzelnen Leibesregionen bezieht sich stets auch auf die Rolle, die diese im Gesamtzusammenhang spielen. Deshalb kann die Behandlung eines bestimmten Gebietes durchaus auf Effekte in einer ganz anderen Leibesregion zielen. Die Integration ist der für den Behandler schwierigere Teil der Arbeit, denn es kommt darauf an, eine in sich stimmige Struktur anzustreben, die den Möglichkeiten und Bedürfnissen der konkreten Einzelperson entspricht.

Zwischen Behandlerin und Klientin entsteht eine überwiegend nonverbale Kommunikation auf verschiedenen Ebenen, die eng miteinander verknüpft sind. Eine Ebene ist die der motorischen Bewegungsempfindungen. Das Nervensystem bekommt Hilfen und Informationen, alte eingeprägte Bewegungsmuster aufzugeben und sich neue Möglichkeiten zu erschließen bzw. alte „vergessene" Möglichkeiten wiederzuentdecken. Dies veranlasst das Bindegewebe, nach Beendigung der Behandlung sein räumliches Netz weiter umzubauen.

Eine andere Ebene ist die Verfeinerung des Leibbewusstseins. Die Sensibilisierung für Leibesempfindungen soll helfen, die innere Achtsamkeit für positive und negative Einflüsse auf Organismus und Seele zu wecken oder zu steigern. Das trägt zur Dauerhaftigkeit der strukturellen Veränderungen bei. Es geht um ein feines Gespür für die Differenziertheit des eigenen Organismus und für die innere Linie sowie um eine Sensibilisierung für bestimmte Situationen und Umstände in den persönlichen Beziehungen, welche bestimmte Bewegungsmuster und Haltungen hervorrufen.

Damit ist schon eine dritte Ebene angesprochen, die geistig-seelische. Während oder zwischen Sitzungen kann es auch zu Gefühlsäußerungen wie Lachen, Weinen, Zorn und Erleichterung kommen. Alte oder aktuelle seelische Verletzungen, die im Gewebe und im autonomen Nervensystem „gespeichert" sind, kommen nicht selten an die Oberfläche und äußern sich in unbewussten Reaktionen oder in Form bewusster Erinnerungen bzw. Einsichten. Die Behandlerin bietet den Raum und die Unterstützung, solche Gefühle und Reaktionen zuzulassen. In der Regel arbeitet sie aber nicht so sehr mit psychotherapeutischen Gesprächen – obwohl auch das Gespräch wichtig sein kann.

Ein Behandler arbeitet mit der Klientin auch auf der Ebene des autonomen Nervensystems (ANS). Rühren wir bei der Strukturellen Integration nämlich an alte körperliche oder seelische Traumata, dann wird im ANS ein Ablauf in Gang gesetzt, in dessen Verlauf – vereinfacht ausgedrückt – zunächst ein Erregungszustand (Sympathikus-Dominanz) und anschließend eine Spannungsauflösung (Parasympathikus-Dominanz) stattfindet. Der Ablauf dieses Zyklus, vor allem seine ungestörte Vollendung, erfordert eine ebenso einfühlsame wie kenntnisreiche Unterstützung durch den Behandler. Auf diese Weise können spontane Selbstheilungsprozesse seelischer Art in Gang kommen. Über die aktuelle Situation hinaus wird – durch ein nachhaltig flexibles Gleichgewicht im ANS – seelische Ausgeglichenheit angeregt.

Insgesamt verfügen Behandler über ein weitgefächertes Instrumentarium. Im Vordergrund stehen myofasziale Techniken; hinzu kommen solche aus der Osteopathie (kraniosakrale Arbeit, viszerale Behandlung). Und natürlich werden diverse Methoden der Schulung sensorischer Wahrnehmung und gezielter Bewegungsübungen eingesetzt.

Allgemeiner Ablauf des Prozesses struktureller Integration

In der Regel findet dieser Prozess in einer Grundserie von 10 Sitzungen statt, die jeweils ca. 90 Minuten dauern. Im Laufe dieser 10 Sitzungen wird der ganze Leib nach verschiedenen Gesichtspunkten systematisch behandelt.

Im übernächsten Kapitel (Seite 70 ff.) lernen Sie ausführlicher den inneren Aufbau der Grundserie kennen, deshalb hier nur soviel: Von äußeren Gewebeschichten geht es in die tieferen, danach werden Tiefe und Oberfläche ausbalanciert.

Ein anderer roter Faden ist der, dass die Neuordnung der Gesamtstruktur von den Füßen als den Grundbausteinen her nach oben hin entwickelt wird. Jede Sitzung behandelt bestimmte Themen struktureller und bewegungsbezogener Art.

Diese systematische Vorgehensweise ist aber nur die eine Seite der Medaille. Auf der anderen Seite muss ganz individuell gearbeitet werden. Während z.B. eine Person eher starr überstreckt dasteht und zu wenig Beweglichkeit besitzt, ist eine andere in sich zusammengesunken und hat womöglich überbewegliche Gelenke. Weist der eine Hohlfüße und ein nach vorn gekipptes Becken auf, so geht es bei dem anderen um Senkfüße und ein nach hinten gekipptes Becken. Der eine Mensch braucht mehr Stabilität und Erdverbundenheit, der andere mehr Flexibilität und Leichtigkeit.

Außerdem kann es durchaus geschehen, dass strukturelle Probleme während einer Sitzung zugunsten seelischer Themen in den Hintergrund treten.

Der Behandlungs-Prozess ist also auf die Einzelperson zugeschnitten, denn die Bedürfnisse der Klienten sind recht unterschiedlich. Beispielsweise stehen chronische Rückenbeschwerden neben der Erweiterung der Ausdrucksmöglichkeiten als Tänzer. Immer geht es um persönliche Lösungen für unterschiedliche Schwierigkeiten und Herausforderungen.

In einem Einführungsgespräch klären Behandler und Klient die persönlichen Bedürfnisse und Erwartungen an eine Zusammenarbeit ab. Die

Vorgeschichte, eventuelle Krankheiten, Verletzungen etc. werden ebenso besprochen wie wichtige Faktoren der gegenwärtigen Lebenssituation. Vor und nach der Grundserie werden in der Regel Fotos von allen vier Körperseiten gemacht, um auf dieser äußeren Ebene die sichtbaren Veränderungen zu dokumentieren. Außerdem dienen die Bilder der Behandlerin bei der Vorbereitung von Sitzungen.

Praktizierende dieser Methode sind darin geschult, Körperstrukturen zu „lesen", sie in ihrer Veränderung wahrzunehmen. Ebenso wichtig ist freilich, dass der Klient dies bewusst erlebt, einen Wandel zulassen und umsetzen kann. Letzteres ist nicht so selbstverständlich, wie man vielleicht annehmen könnte.

Natürlich ist ein Wille zur Veränderung da, wenn jemand zur Strukturellen Integration kommt. Aber wir alle haben zwei Seiten in uns: den Wunsch nach Veränderungen, wenn wir Probleme haben, *und* die Schwierigkeit, alte Muster loszulassen. Diese innere Ambivalenz rührt daher, dass uns die persönliche Struktur lange gedient hat, sie erfüllte oder erfüllt einen Sinn. Sonst hätte sie sich nicht in dieser Form entwickelt. Sie durch etwas Neues zu ersetzen, bedeutet u.U. eine Phase der Unsicherheit zu durchlaufen, bedeutet etwas zu wagen. Das kann eine gewisse Scheu oder Angst mit sich bringen. Vor allem dann, wenn die Körperstruktur Ausdruck einer bestimmten seelischen Verfassung ist, Ausdruck unserer Art zu fühlen, uns auszudrücken, auf die Umwelt zuzugehen und auf sie zu antworten.

Es gibt noch ein anderes mögliches Hemmnis der Veränderung: der tiefsitzende Glaube daran, dass wir uns gar nicht verändern *können.* Auch dies klingt zunächst paradox, ist es aber nicht. Wie oft haben Menschen im Leben erfahren, dass alle Anstrengung umsonst war, dass sie nicht durften oder konnten, wie sie wollten? Wie oft haben sie von Eltern, Ärzten usw. gehört: „Da ist nichts dran zu ändern, finde dich damit ab!" Oder es heißt: „Das liegt halt in der Familie."

Unter diesen Umständen ist ein wesentlicher Bestandteil des Veränderungsprozesses, dass der Mensch die Erfahrung macht: ich kann mich tatsächlich verändern! Das Neue bringt zwar mit seinen Wahlmöglichkeiten auch eigene Verantwortung und vielleicht eine anfängliche Verunsicherung mit sich, aber es macht freier und fühlt sich besser an. Allerdings ist es für manche Menschen auch wichtig zu lernen, bestimmte Grenzen, die sich im Laufe des Lebens entwickelt haben, bewusst wahrzunehmen, zu akzeptieren und kreativ mit ihnen umzugehen.

Voraussetzungen, die ein Mensch zur Strukturellen Integration mitbringen sollte

Ein Klient sollte die Bereitschaft mitbringen, sich mit Begrenzungen leiblicher und seelischer Art auseinanderzusetzen. Er sollte willens sein, Verantwortung für sich selber und für das Maß eigener Veränderung zu übernehmen. Er sollte bereit sein, nach der Behandlung mit dem neugewonnenen Potential weiterzuarbeiten und sich anzuschauen, wo und wie er sich vielleicht selber immer wieder den Stress antut, der körperliche Symptome hervorruft.

Es sollte der Wille da sein, eine partnerschaftliche Zusammenarbeit mit dem Behandler einzugehen, anstatt sich passiv einer Behandlung zu unterziehen. Strukturelle Integration kann nämlich nur Katalysator für einen selbstregulierenden, selbstheilenden Prozess *im* Menschen sein. So legitim und verständlich es ist, Hilfe zu erwarten: Strukturelle Integration ist nicht eine Art Operation, bei der dem Leib alte Verhaltensweisen entnommen und neue eingesetzt werden.

Diese Einsicht beinhaltet aber auch einen hoffnungsvollen Aspekt. Denn eine größere Balance in unserem Organismus ist in jedem von uns bereits angelegt. Sie ist eine angeborene Eigenschaft, der „nur" Raum zur Entfaltung gegeben werden muss.

Wie geht es nach den zehn Grundsitzungen weiter?

In manchen Fällen ist es sicherlich nicht mit den zehn Stunden der Grundserie getan. Daher besteht die Möglichkeit, nach einiger Zeit der Verarbeitung – meist einigen Monaten – mit weiteren Sitzungen fortzufahren. Diese Pause ist sinnvoll, da sich die Resultate in den Monaten nach Abschluss der zehnten Sitzung weiter auswirken. Danach können in einzelnen Nach-Sitzungen noch ungelöste Probleme angegangen werden, bzw. kann das Erreichte aufgefrischt werden. Ferner gibt es Fortgeschrittenen-Sitzungen, in denen auf dem Erreichten aufgebaut wird. Außerdem gibt es die Möglichkeit spezieller Movement-Sitzungen, mit denen eine weitere Verbesserung von Bewegungsqualität impulsiert werden kann.

Mancher nimmt Stunden struktureller Integration begleitend zu seiner Psychotherapie, um über die leibliche Ebene Blockierungen im seelischen Bereich zu lösen, was die Therapie fördern kann. Es kommt auch vor, dass seelische Konflikte oder traumatische Erfahrungen, die u.U. während der strukturellen Integration bewusster werden, einer zusätzlichen psychotherapeutischen Bearbeitung bedürfen.

Wie dauerhaft sind die Ergebnisse einer Behandlung?

Es gibt ein biologisches Gesetz, dem zufolge Organismen danach streben, eine optimalere und feinere innere Ordnung zu entfalten. Eine wesentliche Rolle spielt dabei in unserem Zusammenhang die Schwerkraft. Eine Körperstruktur, die sich der Schwerkraft besser anpassen kann, wird nämlich indirekt von dieser unterstützt. Außerdem wirken die günstigen Bewegungsmuster, die sich entwickeln, fördernd auf die Körperstruktur zurück.

Des Weiteren gewinnt der Organismus im Zusammenspiel von Gewebeveränderung und besserem Funktionieren des Nervensystems die Fähigkeit selbstregulierender Entspannungsmechanismen (zurück). Wenn sich z.B. Schulterverspannungen aufgebaut haben, stellen wir nach einigen Tagen vielleicht erstaunt fest, dass diese sich „von selbst" wieder lösen. Vor der Strukturellen Integration war diese Anspannung dagegen eventuell chronischer Natur. Leiblicher und seelischer Stress wird erfahrungsgemäß nachher angemessener und besser verarbeitet.

Freilich gilt es, das Erreichte zu nutzen („use it or lose it", wie es im Englischen heißt). Dies bedeutet, die Signale des Leibes in Form von Verspannung oder Schmerz zu beachten, mit sich selber aufmerksamer und liebevoller umzugehen.

Natürlich können eine schwere Krankheit, ein Unfall, eine körperlich ruinöse Arbeit oder eine tiefgreifende seelische Krise uns wieder ein Stück weit aus dem Lot bringen. Diese Erlebnisse können jedoch in Nachsitzungen aufgearbeitet werden.

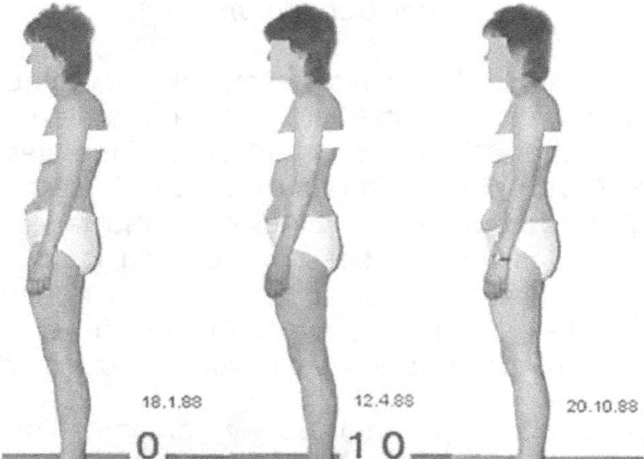

***Abb. 7** Junge Frau vor und nach Struktureller Integration sowie ein halbes Jahr später*

Wie schmerzhaft ist die Behandlung?

Menschen erleben die Behandlung unterschiedlich. Manche haben vor allem angenehm spannungslösende Empfindungen, andere fühlen in bestimmten Leibesgegenden Schmerz, wenn verhärtete Gewebeschichten „auftauen". Meist handelt es sich dabei jedoch um ein Gefühl von *Wohlschmerz*.

Durch die Schmerzforschung wissen wir, dass Schmerz keine *direkte* Reaktion auf einen äußeren Reiz ist. Vielfältige Zwischenstationen von Wahrnehmung und „Interpretation" dieser Wahrnehmungen in Nerven und Gehirn werden durchlaufen, bevor ein Reiz sich als Schmerz oder eine andere Empfindung bemerkbar macht. Über das periphere und das zentrale Nervensystem werden Reize erst einmal gefiltert und bewertet.

Dabei spielen Lebenserfahrungen eine große Rolle. Ein Mensch, der in seinem Leben oft Schmerz verspürt hat oder chronische Schmerzen hat, ist in gewisser Weise auf diese Empfindung „trainiert", d.h. er antwortet schnell auf Reize, die diese Erfahrung ansprechen.

Es kann auch sein, dass schmerzhafte Gefühle wie Traurigkeit oder Verzweiflung im Leben oft verdrängt worden sind, die dann im vegetativen Nervensystem und in bestimmten Leibesregionen gespeichert und durch chronische Anspannung zurückgehalten werden. Bei der Strukturellen Integration können diese verdrängten Gefühle wieder auftauchen und sich dann als leiblicher Schmerz äußern. Das gilt natürlich auch für früher erlittene Unfall- oder Operationsverletzungen. Genaugenommen verursacht nicht die Behandlung Schmerz, sondern alte Schmerzen tauchen auf – und können nun freilich verarbeitet und aufgelöst werden.

Des Weiteren wird manchmal unbewusste Angst vor Veränderung in Schmerzempfindungen umgewandelt.

In jedem Fall gilt: Wenn unangenehme Empfindungen wie Schmerz auftauchen, kann ein Klient dem Behandler jederzeit durch ein „Halt" eigene (momentane) Grenzen signalisieren.

Die Rolle der Behandlerin

Das persönliche Vertrauensverhältnis zwischen Klienten und Therapeuten/Lehrern ist ganz wesentlich. Das ist auch bei der Strukturellen Integration so. Das Einführungsgespräch und die erste Sitzung stellen für beide eine gute Möglichkeit dar, sich zu fragen: Kann ich mit diesem Menschen vertrauensvoll zusammenarbeiten?

Ein Gesichtspunkt dabei ist die Qualifikation des Behandelnden. Nur Personen, die durch das *Rolf Institut für Strukturelle Integration* ausgebildet wurden, sind berechtigt, die rechtlich geschützten Begriffe *Rolfing* und *Rolfer* zu gebrauchen. Es gibt jedoch noch andere Praktizierende, die durch andere, gleichwertige Institute in der Methode der Strukturellen Integration ausgebildet wurden. Solche Ausbildungsstätten sind z.B. die *Deutsche*

Gesellschaft für Strukturelle Integration, Hellerwork International und die *Guild for Structural Integration*.

Ein anderer Gesichtspunkt ist, dass jeder Behandler selbstverständlich unterschiedliche Schwerpunkte in seiner Arbeitsweise setzt und auch seine individuelle Persönlichkeit in die Art der Behandlung mit einbringt.

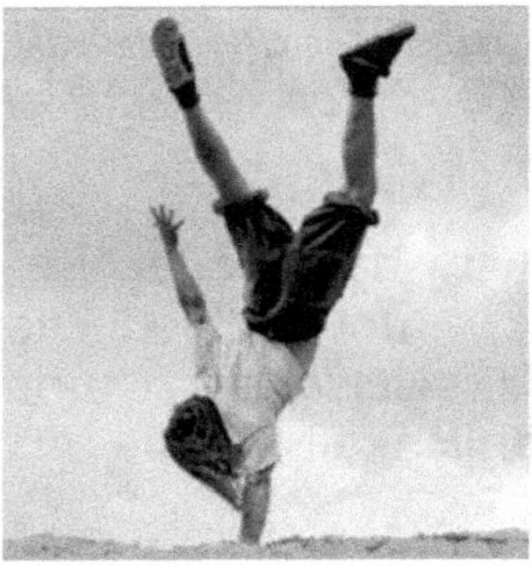

Anwendungs-gebiete

Grob eingeteilt lassen sich bei Menschen, die zur Strukturellen Integration kommen, drei Motive unterscheiden:

a) Menschen mit Bewegungseinschränkungen oder Haltungsproblemen, manchmal verbunden mit chronischen Schmerzzuständen.

b) Menschen, die sich beruflich oder im Privaten über ihren Leib ausdrücken und ihre diesbezüglichen Möglichkeiten verbessern möchten. Gemeint sind Sporttreibende, Tänzer, Schauspieler, Sänger sowie Personen, die Yoga, Feldenkrais, Pilates, Aikido o.ä. betreiben.

c) Menschen, die über den Leib mit seelischen Problemen besser fertig werden bzw. sich persönlich weiterentwickeln möchten.

In der Praxis sind diese unterschiedlichen Motive natürlich nicht so klar getrennt, sondern überschneiden und kombinieren sich vielfach. Der Übersichtlichkeit halber möchte ich sie jedoch nacheinander behandeln.

Bewegungseinschränkungen und Haltungsprobleme

Vorweg ein wichtiger Hinweis: Strukturelle Integration (Rolfing) versteht sich nicht als eine medizinische Behandlungsmethode. Es werden keine Diagnosen gestellt und keine Krankheiten oder Symptome behandelt. Wir weisen Klienten, die sich nicht in medizinischer Behandlung befinden, gegebenenfalls darauf hin, dass eine medizinische Diagnose bzw. Behandlung angezeigt bzw. notwendige Ergänzung ist. Wer sich eine Linderung bzw. Besserung körperlicher Symptome verspricht, sollte sich klarmachen, dass dies – sofern erreichbar – „nur" ein „Nebenprodukt" der Verbesserung der Körperstruktur ist.

Grundsätzlich eignet sich Strukturelle Integration für kranke und gesunde Menschen gleichermaßen. Es liegt in der Natur des Ansatzes, dass sich Symptome, sofern sie ihre Ursachen in Mängeln der Körperstruktur haben, zum Besseren hin wandeln können. Der Weg dorthin wird aber nicht durch eine verengte Sicht auf problematische Leibesgegenden oder Symptome bestimmt, sondern durch den Blick auf den Gesamtorganismus und den ganzen Menschen. Das Ziel dabei ist eine schrittweise Neuordnung der Gesamtstruktur, durch die der Mensch lernt, mit lokalen Problemen wie etwa abgenutzten Bandscheiben effektiver umzugehen, bzw. Probleme wie etwa Kreuzschmerzen ganz oder teilweise „überflüssig" werden zu lassen.

Im Falle bestimmter Krankheiten oder leiblicher Konstitutionen ist Strukturelle Integration nicht oder nur sehr eingeschränkt geeignet. Solche Fälle sind: Krebs, schwere Herzerkrankungen, multiple Sklerose, starke spastische Störungen, Knochenschwund (Osteoporose) im fortgeschrittenen Stadium, Gehirnschäden und Psychosen. Solche möglichen Hinderungsgründe werden vor Beginn der Sitzungen abgeklärt. Im Zweifelsfall hat der behandelnde Arzt das letzte Wort.

Schauen wir uns nun einige leibbezogene Anwendungsgebiete an.

Probleme mit der Wirbelsäule

Idealerweise verläuft die Wirbelsäule in einer leicht geschwungenen S-Kurve (Abb. 8 a). Auf diese Weise wird die Belastung am besten verteilt und flexibel aufgefangen. Unglücklicherweise ist diese S-Kurve bei vielen Menschen zu stark oder zu schwach ausgeprägt.

Im ersten Fall sind die Krümmungskurven von Halswirbelsäule und Lendenwirbelsäule (Lordosen) sowie die Krümmungskurven von Brustwirbelsäule und Kreuzbein (Kyphosen) zu stark ausgebildet. Diese Gruppe von Menschen hat ein *Hohlkreuz*, meist verbunden mit einem nach vorn-unten vorgekippten Becken. Die Wirbelsäule befindet sich – durch chronisch verkürztes Gewebe in ihrer Bogenspannung festgehalten – im Hals- und Lendenbereich *vor* der Schwerkraftachse. Dadurch hat das Gewicht des Oberkörpers, vor allem des Brustkorbs und des Kopfes, zu wenig Unterstützung von unten. Dieser Sachverhalt erklärt die häufig auftretenden Überlastungsschmerzen im Brustwirbelsäulenbereich bzw. im Übergang zur Lendenwirbelsäule, die unter Druck steht (Abb. 8 b und c). Die Schmerzen entstehen übrigens nicht so sehr in den Muskeln, sondern durch Mikroverletzungen in den Faszien.

Eine Veränderung der Spannungsverhältnisse im Rücken allein genügt aber nicht. Wir müssen die erwähnte Beckenstellung mitberücksichtigen. Denn das mit dem Becken nach vorn-unten gekippte Kreuzbein nimmt die unteren Lendenwirbel mit nach vorn. Solange das Becken nicht eine mehr waagerechte Lage gefunden hat, werden sich die Rückenprobleme kaum verbessern.

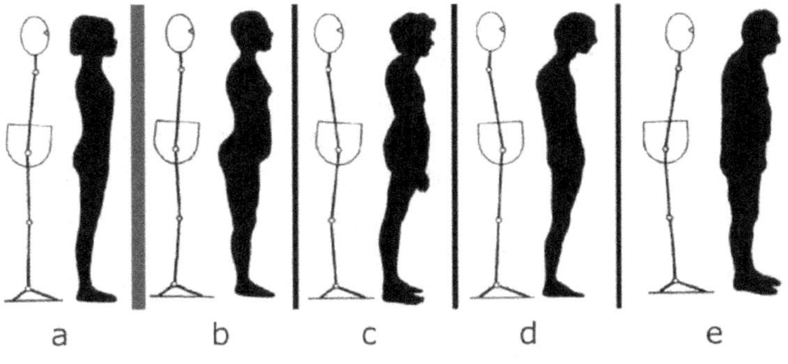

Abb. 8 *Optimale Körperstruktur (a) und vier Grundtypen abweichender Körperstruktur (b-e)*

Sind Krümmungskurven zu schwach ausgeprägt, so ist die Wirbelsäule in den betroffenen Abschnitten zu gerade und verliert teilweise ihre federnde

Anpassungsfähigkeit an unterschiedliche Belastungen und Bewegungen. Auch bei dieser Konfiguration (siehe die Lendenwirbelsäule der Männer in Abb. 8 d und e) hat das Gewicht des Brustkorbs und des Schultergürtels zu wenig Unterstützung von unten, weil Becken und Kreuzbein nach hinten-unten gekippt sind. Zusätzlich treten häufig ernsthafte Bandscheibenprobleme im Übergang zwischen Lendenwirbelsäule und Kreuzbein auf, wenn der fünfte Lendenwirbel nach vorn verschoben ist.

Solche oder ähnliche Schwachstellen in der Wirbelsäule sind besonderem Verschleiß ausgesetzt. Ganz entscheidend für die tatsächlichen Anforderungen, denen eine Wirbelsäule ausgesetzt ist, ist nämlich die Schwingungsdurchlässigkeit der Wirbelsäule selbst sowie der Beine und des Beckens.

Betrachten wir unter diesem Gesichtspunkt das Gehen: Der aufsetzende Fuß bringt das Körpergewicht zunächst nach unten und ruft so einen Gegendruck des Bodens hervor. Dieser Gegendruck schwingt wellenartig durch den Organismus. Voraussetzung ist freilich, dass diese Kraftwirkung im ganzen Leib flexibel aufgenommen und weitergeleitet wird. Beispiel: Das Wadenbein wirkt wie ein Stoßdämpfer, welcher die Druckwellen teilweise auffängt und ableitet. Diese Funktion erfüllt der Knochen aber nur dann optimal, wenn er im umgebenden Gewebe frei „schwimmt".

Falls bestimmte Gelenke überbeweglich, andere dagegen zu unflexibel für ein ungehindertes Durchschwingen sind, dann werden die ohnehin labilen Gelenke überbeansprucht. Wenn z.B. die

Brustwirbelsäule in sich starr und fest ist, der fünfte Lendenwirbel und das Kreuzbein dagegen instabil sind, dann werden letztere immer wieder voll dem Rückstoß vom Boden her ausgesetzt. Eine degenerative - und oft schmerzhafte - Entwicklung tritt ein.

Abgenutzte Bandscheiben können dadurch entlastet werden, dass unbewegliche Gelenke oder Leibesregionen wieder beweglicher werden. Darüber hinaus müssen die strukturellen Verhältnisse von Becken und Beinen, welche ja die Gesamtstruktur tragen, bearbeitet werden.

Ob Strukturelle Integration bei Bandscheibenbeschwerden chronischer Art hilfreich sein kann, hängt u.a. davon ab, inwieweit der Faserring der Bandscheibe noch elastisch genug und das Nervengewebe noch intakt ist.

Wenn nämlich das Nervengewebe geschädigt ist, bleiben die Schmerzen auch bei einer Entlastung des Nervs erst einmal bestehen, bis sich das Nervengewebe regeneriert hat. In solchen Fällen können andere zusätzliche Hilfen wie Akupunktur hilfreich sein. Ein Behandler geht mit solchen Problemzonen sorgfältig und behutsam um und nutzt eher indirekte Möglichkeiten der Einflussnahme. Wesentlich ist häufig die Zurückführung einer angenommenen Schonhaltung auf ausgewogenere Bewegungs- und Haltungsmuster, da Schonhaltungen die Situation eher verkomplizieren.

Wussten Sie, dass nahezu jeder Mensch eine Skoliose hat? Eine Skoliose besteht aus einer zweifachen oder mehrfachen seitlichen Krümmung der Wirbelsäule, verbunden mit Drehungen und Gegendrehungen der Wirbel um die senkrechte Achse. Der Geburtsvorgang erzeugt bei jedem Menschen eine leichte Skoliose. Bleibt sie geringfügig, dann wird sie nicht zum Problem und bleibt unauffällig. Erst wenn andere verstärkende Einflüsse hinzukommen, wird die Grenze zur Anomalität überschritten. Wie so häufig ist auch hier der Übergang fließend. Eine mögliche Ursache für die Verstärkung der Skoliose ist z.B., dass ein Kind zu schnell erwachsen werden muss – sei es seelisch oder körperlich (Kinderarbeit). Die Knochen wachsen dann schneller als die Muskeln, so dass die Wirbelsäule sich verbiegt. Ungleich lange Beine, anhaltende einseitige Belastungen sowie Alterungsprozesse sind weitere mögliche Ursachen.

Ein wesentliches Ziel der Strukturellen Integration besteht darin, die Wirbelsäule durch Verlängerung chronisch verkürzter Gewebsstrukturen aufzurichten. Diese Verlängerung kann die Drehung von Wirbeln reduzieren und die seitlichen Krümmungen abflachen. Bei einer Skoliose erfordert dies natürlich eine besondere Arbeitsweise seitens des Behandlers.

Außerdem müssen die Beziehungen zwischen Wirbelsäule und anderen Körperteilen berücksichtigt werden. Insbesondere Bindegewebsrestriktionen im Eingeweideraum können ursächlich für Wirbelsäulenverformungen sein. Strukturelle Integration kann Skoliosen nicht zum Verschwinden bringen, aber eine Abmilderung und eine bessere Kompensation sind möglich (Abb. 9).

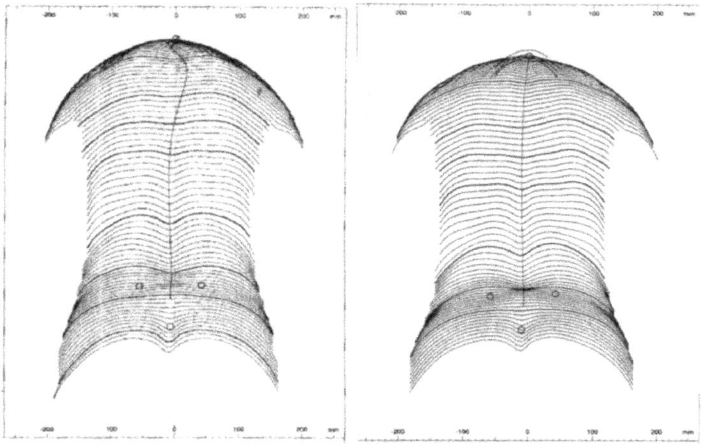

Abb. 9 *Fotometrische 3 D-Rekonstruktion einer Wirbelsäule vor und nach 10 Sitzungen*

Im Zusammenhang mit Fehlformen der Wirbelsäule war weiter oben von Kreuzschmerzen die Rede. Wir haben gesehen, dass die Stellung von Kreuzbein und Becken eine nicht unwesentliche Rolle spielt. So können etwa Regelschmerzen im Kreuz durch ein vorgekipptes Kreuzbein mitverursacht sein. Gebärmutter und Kreuzbein sind nämlich durch Bänder verbunden. Auch Verkürzungen und zu viel Spannung in der Beckenbodenmuskulatur spielen eventuell eine Rolle.

In diesem Zusammenhang sind auch Rückenschmerzen während der Schwangerschaft zu sehen. Wenn das Kreuzbein mit seiner Basis durch das zusätzliche Gewicht des Kindes nach vorn-unten gezogen wird, bringt dies häufig Verspannungen und Schmerzen im Lenden- und Kreuzbereich sowie im mittleren Rücken mit sich. Eine Ausbalancierung von Becken und Kreuzbein kann das Gewicht wieder mehr zur Leibesmitte, also mehr in und über das Becken bringen. Wesentlich ist dabei auch die Ausrichtung der Beinstruktur für eine optimalere Unterstützung von unten. Allerdings ist die Behandlung während einer Schwangerschaft nur zu bestimmten Zeiten möglich und in einer besonders behutsamen Weise. Generell kann Strukturelle Integration die Geburt für eine Frau erleichtern, da das Becken insgesamt flexibler wird, Beckenboden und Bänder sich elastischer dehnen.

Das Kreuzbein kann aber mit seiner Basis nicht nur nach vorn oder hinten geneigt sein, auch ein seitliches Absinken ist möglich. Dann ist oft ein Iliosakralgelenk – zwischen Hüftknochen und Kreuzbein – nicht stabil genug, das andere zu unflexibel.

Probleme der Beine und Füße

Wenn sich während des Prozesses struktureller Integration der Körperbau wandelt, geht dies manchmal mit dem Ausreifen einer in der Kindheit oder Pubertät steckengebliebenen Entwicklung einher. Der Senkfuß z. B. ist nicht unbedingt ein – ursprünglich intaktes – zusammengesunkenes Fußgewölbe, es handelt sich vielmehr meistens um einen nicht zur Gewölbebildung entwickelten Kinderfuß. Der Senkfuß ist ja für die Wachstumsphase des Kindes, in der es noch nicht laufen kann, normal. In dieser Phase ist so mancher Fuß stehengeblieben. Strukturelle Integration kann die

Entwicklung eventuell wieder in Gang bringen, auch wenn die Resultate zunächst mehr spür- als sichtbar sind. Denn das Entstehen sichtbar höherer Fußgewölbe braucht längere Zeit.

Häufige Fehlstellungen der Beine sind eine Innen- oder Außendrehung der Oberschenkel sowie O- oder X-Beine. Bestehen solche Fehlstellungen mitsamt ihrer Fehlfunktion bereits viele Jahre, dann hat sich natürlich die Form der Beinknochen im Laufe der Zeit entsprechend verändert. Dies begrenzt die Möglichkeit von Korrekturen. Doch lässt sich zumindest eine *funktionale* Besserung erreichen, was dem Gehen mehr Stabilität verleiht und sich positiv auf die Hüft- und Beingelenke auswirkt.

Bei vielen Menschen sind Hüft-, Knie- und Fußgelenke nicht übereinstimmend ausgerichtet. So kann es z.B. sein, dass die Oberschenkel nach innen, Unterschenkel und Füße nach außen gedreht sind. Da die Gelenkachsen in diesem Fall nicht kongruent ausgerichtet sind, leiden die Gelenke im Gehen unter Stress und Verschleiß. Das hier angenommene Strukturmuster führt dazu, dass bei jedem Schritt der erste Bewegungsimpuls des Beins nach innen gerichtet ist, dann aber im Verlaufe des Schrittes wieder mehr nach außen korrigiert wird. An die Stelle einer scharnierartigen Geradeausbewegung tritt also eine Art Schlingerbewegung.

Wenn eines der drei Gelenke bei einem Bein instabil und überbeweglich ist, liegt das nicht selten auch daran, dass die anderen beiden Gelenke –

oder eines von beiden - zu unbeweglich sind. Ähnliches gilt auch dann, wenn das Hüftgelenk des einen Beines instabil, das des anderen zu unflexibel ist.

Läuft ein Mensch zu sehr über die Fußaußenkante, destabilisiert das den Fuß und man knickt leichter um. Außerdem entsteht nicht selten ein Hallux valgus des großen Zehs.

Ungleich lange Beine sind einer Angleichung zugänglich, wenn die Knochen nicht tatsächlich unterschiedlich lang sind, sondern etwa das Fußgewölbe des kürzeren Beines zu wenig Spannung besitzt oder das zugehörige Hüftgelenk komprimiert ist.

Chronische Kopfschmerzen und Migräne

Auch hierbei sind vielfach körperstrukturelle Faktoren im Spiel.

Wenn z.B. das Gelenk zwischen Schädel und erstem Halswirbel durch verkürztes Muskel- und Bindegewebe zusammengepresst wird, entsteht in der Wirbelschlagader ein Blutstau. Dieser drückt auf den in der Nähe liegenden Nerv (Nervus suboccipitalis), was den Stau wiederum verstärkt. Ebenso kann eine zu starke Krümmung der Halswirbelsäule die Zirkulation in der Wirbelschlagader beeinträchtigen. Diese führt nämlich durch die Halswirbel hindurch. Eine Verschiebung dieser Wirbel verhindert den freien Blutfluss.

Kopfschmerzen sind häufig auch eine Spätfolge von Unfällen. Beispiel Schleudertrauma: Nachdem die Verletzungen von Bändern, Blutgefäßen und Muskeln ausgeheilt sind, bleiben oft strukturelle Fehlstellungen von Kopf, Nacken, Schulter und Wirbelsäule zurück, die sich in verschiedenen Symptomen äußern.

Beispiele weiterer Ursachen sind chronische Verkrampfungen der Kaumuskulatur sowie erlittene körperlich-seelische Traumata.

Schulter- und Nackenverspannungen

Diese können so vielfältige und komplexe Ursachen haben, dass hier nur andeutungsweise auf zugrundeliegende Probleme hingewiesen werden kann.

Fast immer hängen Schulter- und Nackenverspannungen direkt oder indirekt mit der Struktur des *gesamten* Körpers zusammen. Deshalb führen lokale Massagen kaum zu längerfristigen Erfolgen.

Häufig werden Nacken und Schultern von unteren Körperteilen her nicht ausreichend gestützt. Dies führt dazu, dass die Schulter- und Nackenmuskulatur bei dem Versuch, den Kopf halbwegs aufrecht zu halten, überfordert wird. Ein zusammengesunkener Brustkorb beispielsweise zieht Schultern und Nacken mit sich nach vorn. Damit befinden sich Kopf und Schultergürtel *vor* der Schwerkraftachse, die Unterstützung von unten fehlt. Zwangsläufig verkürzen und verhärten sich Schulter- und Nackenmuskeln. Ein zusammengesunkener Brustkorb wiederum wird u.U. durch eine verkürzte Bauchmuskulatur in seiner Stellung festgehalten.

Manche Menschen ziehen ihre Schultern nach hinten, weil sie meinen, dadurch aufrechter zu sein, was eine chronische Überlastung der betroffenen Muskulatur bedeutet. Andere haben hochgezogene Schultern als Ausdruck einer ängstlichen Habacht-Haltung.

Probleme der Kiefergelenke und der Kaumuskulatur

Eines der Schlüsselzentren chronisch hoher Anspannung sind die Kiefergelenke mit der Kaumuskulatur. Nächtliches Zähneknirschen und Schmerzen im Kaumuskelbereich sind Symptome, die sich weiter ausbreiten können in Form von Nakkenverspannungen und Kopfweh. Darüber hinaus führt dieses Phänomen, in der Zahnmedizin *Bruxismus* genannt, zu vorzeitigem und übermäßigem Zahnabschliff sowie zu Bissanomalien.

Nun kann es bei der Strukturellen Integration freilich – und dies gilt für jede Verkrampfungsproblematik – nicht nur darum gehen, die Kaumuskulatur zu entspannen. Die Vorgehensweise muss verschiedenen Faktoren Rechnung tragen. Zum einen ist da das Verhältnis, in dem der

Unterkiefer zum Schädel und zur Halswirbelsäule steht. Zum zweiten sind Bewegungsmuster und Spannung des Gewebes beider Kiefergelenke u.U. recht unterschiedlich. Hinzu kommt eine weitere Schwierigkeit: Eine lange Zeit verkrampfte und eventuell schmerzende Kaumuskulatur hat auch im vegetativen Nervensystem eine Art anhaltender Hochspannung hervorgerufen, welche wiederum verhärtend auf die Muskeln zurückwirkt. Dieser sich hochschaukelnde Kreislauf lässt sich nur schrittweise wieder zurückführen. Auch Seelisches kann eine Rolle spielen: „die Zähne zusammenbeißen", „sich durchbeißen".

Chronische Gelenkarthrosen

Es handelt sich dabei um Stoffwechselstörungen mit degenerativen Gewebeveränderungen in und um die Gelenkkapsel. Überproduktion von leimgebenden (kollagenen) Bindegewebsfasern und Kalkablagerungen schränken oftmals die Bewegungsmöglichkeiten ein. Ausreichende Flüssigkeitszufuhr und eine ausgewogene Ernährung spielen für Stoffwechselprozesse im Gelenk eine wichtige Rolle. Manchmal handelt es sich jedoch um eine Art Pseudoarthrose. Damit ist gemeint, dass die Ursache der Degeneration und der Schmerzen in verkürzten oder fehlgestellten Bändern und Muskeln liegt. Die Stoffwechselstörung im Gelenk ist dann eher eine Folge undurchlässigen Gewebes und eines derart komprimierten Gelenks, dass kein ungehinderter Stoffwechsel möglich ist.

Es gibt Untersuchungen, nach denen ein klarer Zusammenhang zwischen Hüftgelenksarthrose und einem nach vorn-unten geneigten Becken besteht. In diesem wie in ähnlichen Fällen kann die Verbesserung von Gelenkmechanik und Gewebedurchlässigkeit eine Verbesserung der Befindlichkeit und der Beweglichkeit bringen. Andere Faktoren, die eher in das Gebiet der Medizin fallen, müssen natürlich mitberücksichtigt werden. Und: bei akut entzündlichen Gelenkzuständen ist Strukturelle Integration nur mit Einschränkungen möglich.

Ähnlich wie beim „Rheuma" sind die Krankheitsursachen beim „Morbus Bechterew" nicht ganz klar. Im Allgemeinen versteht man unter Bechterew eine zunehmende Verkrümmung und Versteifung der Wirbelsäule, ausgehend von der Lendenwirbelsäule. In Phasen zwischen akuten Entzündungsschüben spricht der betroffene Mensch oft recht gut auf Strukturelle Integration an. Allerdings nur in nicht allzu weit fortgeschrittenem Stadium und nur, wenn der Klient bereit ist, eine längerdauernde Behandlung ins Auge zu fassen. In einigen Fällen sind eine größere Beweglichkeit und eine teilweise Aufrichtung wieder herstellbar.

Wenn auch die Erwartung bescheiden bleiben muss, ist schon viel gewonnen, wenn der Verknöcherungsverlauf verlangsamt oder gestoppt werden kann. Dieses Ziel ist freilich nur realistisch, wenn die Strukturelle Integration in einem größeren Zusammenhang von Ernährungsumstellung, viel Bewegung sowie gegebenenfalls psychotherapeutischer Behandlung steht.

Für zahlreiche Menschen sind nicht unbewegliche, sondern *über*bewegliche Gelenke das Problem. Strukturelle Integration ist dann eher auf Stabilisierung und Integration als auf Lockerung und Differenzierung ausgerichtet.

Alters- und entwicklungsbedingte Themen

In der Arbeit mit älteren Menschen sind bestimmte entwicklungsbedingte Gegebenheiten bedeutsam. Alterungsprozesse, die sich u.a. in Verhärtungen des Gewebes, Stoffwechselablagerungen und zunehmenden Bewegungseinschränkungen oder -unsicherheiten äußern, können durch Strukturelle Integration verlangsamt, abgemildert bzw. teilweise korrigiert werden (Abb. 10).

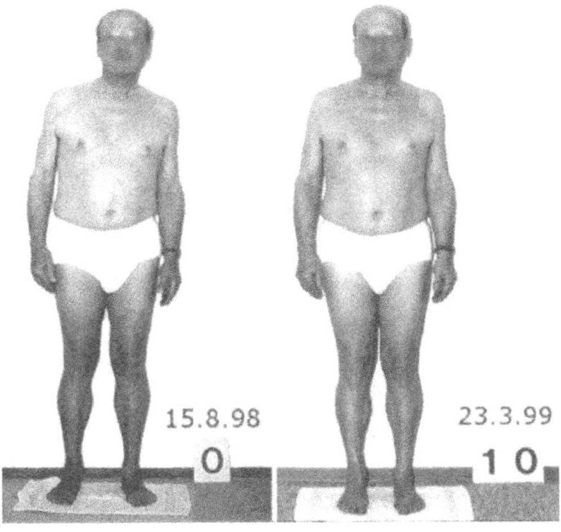

Abb. 10

Bei der Strukturellen Integration mit Kindern geht es naturgemäß mehr um aktuelle Entwicklung als um persönliche Geschichte. Außerdem muss man die Besonderheiten jeder Wachstumsphase berücksichtigen und auf eine dem Kind angemessene Weise vorgehen (kürzere Sitzungen, spielerischer Umgang usw.) Es liegt auf der Hand, dass strukturelle Probleme eine günstigere Prognose haben, wenn sie rechtzeitig aufgegriffen werden.

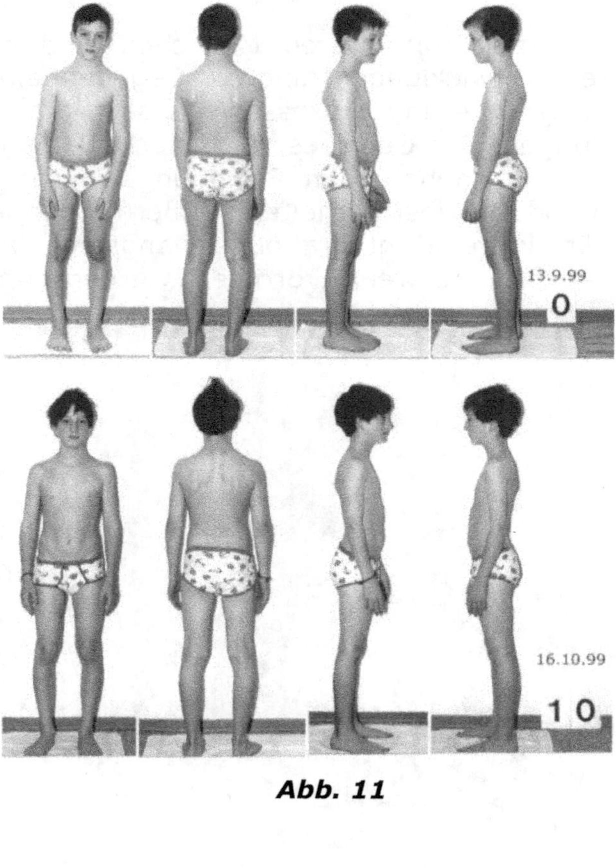

Abb. 11

Leibliche Ausdrucks- und Bewegungsmöglichkeiten

Wenn ein „bewegter Mensch" durch Strukturelle Integration (Rolfing) vor allem Leibbewusstsein und Feinmotorik weiterentwickeln will, so heißt dies natürlich nicht unbedingt, dass er keine der oben beschriebenen Probleme hat. Umgekehrt gilt: Strukturelle Integration ist mehr als nur ein Abbau empfundener Defizite.

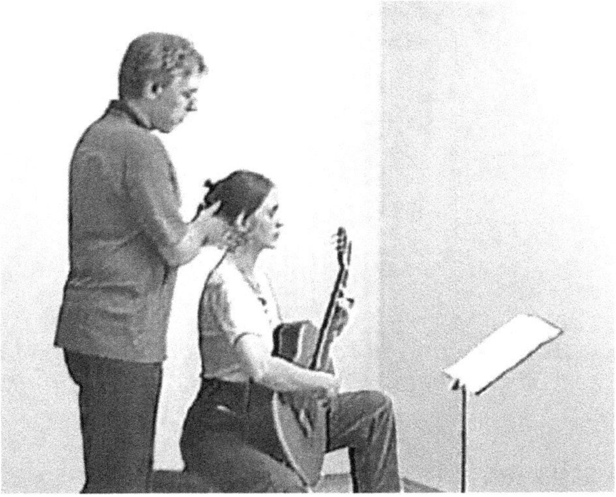

Abb. 12 *Bewegungsunterricht für eine professionelle Musikerin*

Oft kommen Menschen zum Behandler, die im Beruf ihren Leib als Medium einsetzen. Da ist z.B. die Berufstänzerin, die sich in Beinen und Becken als sehr frei beweglich empfinden mag, mit ihren Möglichkeiten des Ausdrucks in Schultern und Brustkorb aber vielleicht recht unzufrieden ist oder berufsbedingten Gelenkproblemen vorbeugen möchte (Abb. 13).

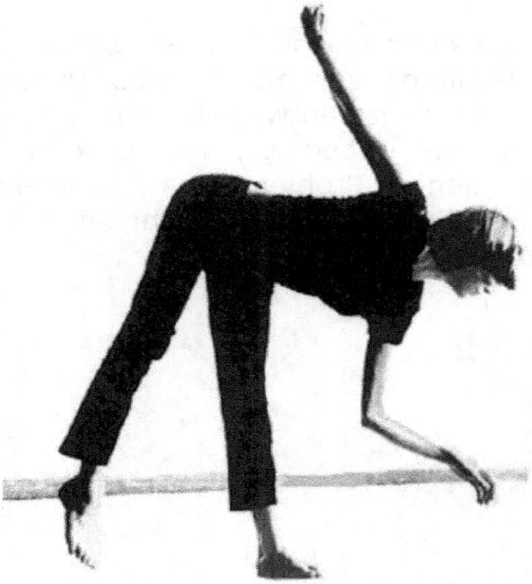

Abb. 13 *Bewegung durch Körperverlängerung statt durch -verkürzung beugt Dysfunktionen und Schmerzen vor*

Oder schauen wir uns andere Künstler an, deren Körperhaltung ebenfalls berufsbedingte Probleme hervorrufen kann. Ein Beispiel: Die Haltung, welche professionelle Geigerinnen ständig einnehmen müssen, führt nicht selten zu chronischen Nacken- und Schulterverspannungen, verbunden mit einer Drehung des rechten Oberkörpers nach vorn. Dies beeinträchtigt nicht nur das Wohlbefinden, sondern auch den künstlerischen Ausdruck und die Feinheiten der Tonfärbung. Neben der Aufarbeitung entstandener Probleme geht es bei der strukturellen Integration darum, gemeinsam nach Möglichkeiten der vorbeugenden Haltungsverbesserung zu suchen (Abb. 14).

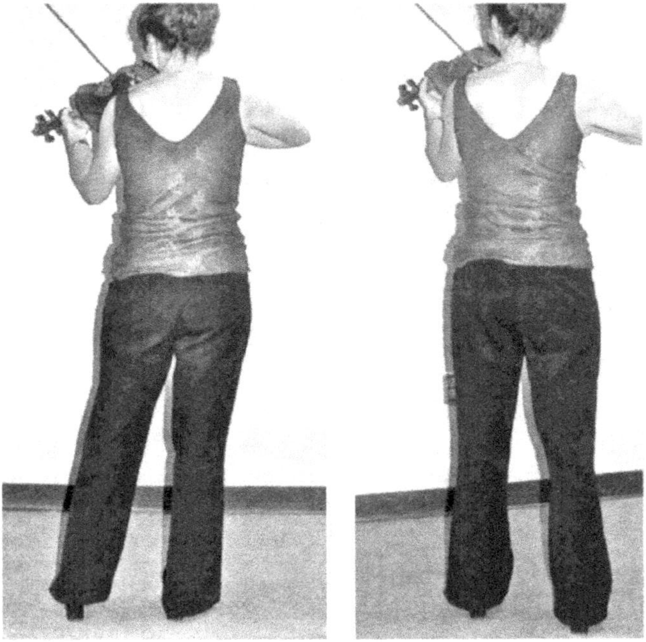

Abb. 14 *Ungünstige Haltung (links) und optimalere Spielweise (rechts)*

Florian T., ein Opernsänger berichtet:

„Abgesehen davon, dass meine Rückenschmerzen durch Rolfing verschwanden, beeindruckte mich die Tatsache, dass sich meine Stimme im Verlauf des Rolfing-Prozesses verbesserte und veränderte. Ich erlebte größere Leichtigkeit beim Singen von hohen Tönen. Der Zungengrund und die Strukturen um die Luftröhre entspannten sich. So konnte mein Gesang leichter von einem abge-

dunkelten in einen freien dynamischen Ton wechseln. Ich bemerkte eine zunehmende Freiheit bei der Einatmung und eine vermehrte Resonanz mit größerer Tontiefe.“

Sporttreibende Menschen berichten oftmals, dass Strukturelle Integration ihre Koordinationsfähigkeit und Beweglichkeit gefördert habe. Ob dies nun die skifahrende Studentin, der tennisspielende Kaufmann oder die vom Bauchtanz begeisterte Ärztin ist: Ein größeres strukturelles Gleichgewicht und die fließendere, harmonische Muskelaktivität münden vielfach in mühelosere, effektivere und anmutigere Bewegungen. Die Verletzungsgefahr nimmt ab.

Zu den Wirkungen der Strukturellen Integration auf Sportler möchte ich *Jose Augusto Menegatti*, den früheren Trainer der brasilianischen Volleyballnationalmannschaft zitieren. *Menegatti* hatte selbst Rolfing-Stunden genommen und ließ sich später zum Rolfer ausbilden. Auf die Frage, inwiefern Strukturelle Integration das Spiel eines Volleyballspielers verbessern kann, sagte er:

„Die Spieler verbringen normalerweise ihre Zeit damit, Teile ihres Körpers zu entwickeln – stärkere Arme, bessere Beine usw. Rolfing bringt dem Spieler die umfassendere Wahrnehmung eines integrierten Körpers. Diese Bewusstheit erlaubt Athleten, ihre Stärke in einer ausbalancierten Art und Weise zu gebrauchen, mit größerer Bewegungsfreiheit und mehr Effektivität. Rolfing setzt einen Athleten außerdem in den Stand, besser zu atmen. Dies reduziert Ermüdungserscheinungen und erlaubt kürzere Erholungszeiten. Ein

weiterer Faktor ist, dass Atemmuster sich entsprechend dem Grad der Anspannung verändern, die ein Athlet jeweils empfindet. Gerolfte Spieler sind sich ihres Atems mehr gewahr und sind daher besser in der Lage, zu entspannen und ihren Stresslevel zu kontrollieren. Die Hauptsache ist die, dass Rolfing im Körper Räume öffnet, so dass die Spieler sich auf integrierte Art und Weise bewegen können. Und ich meine hier integriert nicht nur im körperlichen Sinne. Ich meine die ganze Person. Diese höhere Ebene von Integration in jedem Mitglied der Mannschaft fördert eine Situation, in der der gegenseitige Respekt füreinander größer wird. Die Spieler spüren, dass der Vorteil kooperativen Verhaltens höchst wichtig ist."

Ergänzend die Ergebnisse einer wissenschaftlichen Untersuchung, die 1973 in den USA durchgeführt worden ist. Danach ziehen sich die Muskeln gerolfter Menschen während eines Bewegungsablaufes kürzere Zeit zusammen, was auf einen gleichmäßigeren Energieverbrauch hinausläuft. Außerdem nimmt die Muskelaktivität in denjenigen Leibesregionen ab, die nicht in direkter Beziehung zur Bewegung stehen. Weniger Energie wird für unnötige Muskelaktivität verbraucht. Die Bewegungen sind geschmeidiger, weiträumiger und weniger verkrampft (Abb. 15).

Yoga-Praktizierende schildern oftmals, dass ihr Erleben der Übungen tiefer geht als vor der strukturellen Integration. Sie können ihren Leib im Bewegungsablauf besser synchronisieren und sind fähiger, in der Anspannung einer Yoga-Position zu entspannen. Meditierende können länger und beschwerdefreier in ihrer Sitzhaltung verharren.

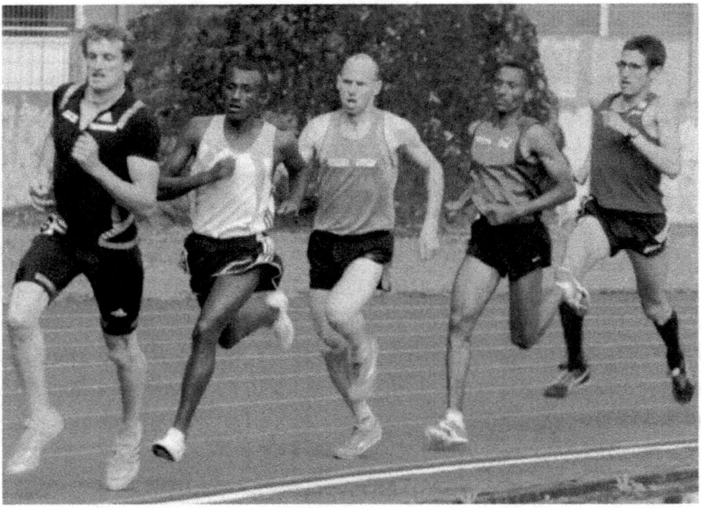

***Abb. 15** Mimik und Körperspannung können höchst unterschiedlich sein: Verkrampft und kraftraubend (Läufer linksaußen und rechtsaußen) oder entspannt und energieeffizient (zweiter und vierter Läufer von links)*

Ein anderer Aspekt gewachsenen Leibbewusstseins wurde für eine Psychotherapeutin erfahrbar, mit der ich gearbeitet habe. Sie lernte ihren Leib sensibler wahr- und ernstnehmen. Das hatte die Folge, dass sie auch ihre Patienten in deren Physis klarer wahrnahm. Hierdurch eröffnete sich ein zusätzlicher Zugang zu Patienten und zu ihren seelischen Problemen.

Diese Erfahrung ist in abgewandelten Zusammenhängen für viele Menschen, die den Prozess struktureller Integration durchlaufen haben, typisch. Sie spüren bei ihren Mitmenschen deren Bewegungs- und Haltungsmuster sowie leibseelische Eigenarten deutlicher als dies vor der Entwicklung eigenen Leibbewusstseins der Fall war.

Seelisches Gleichgewicht und Persönlichkeitsentwicklung

Strukturelle Integration (Rolfing) erhebt nicht den Anspruch, eine Psychotherapie im engeren Sinne zu sein. Dennoch machen Menschen während des Prozesses häufig Erfahrungen, die denen einer psychotherapeutischen Behandlung entsprechen. Dazu einige Beispiele:

Wie sehr leibliche und seelische Verkrampfungen oft zusammengehören, zeigt die Geschichte einer fünfzigjährigen verheirateten Frau mit drei Söhnen. Beim Einführungsgespräch war ihr dieser Zusammenhang bereits klar. Sie litt nämlich einerseits unter starken Depressionen, Schlaflosigkeit, Gefühllosigkeit und innerer Verkrampfung gegenüber ihrem Mann. Andererseits empfand sie ihren Leib als absolut starr, verhärtet, „mit einer Mauer von einem Meter Dicke" umgeben. Während der ersten Behandlung machte sie die für sie wichtige Erfahrung, wie wohltuend es ist, einmal ganz bei sich zu sein. Außerdem wurde ihr durch meine Zuwendung bewusst, wie sehr sie dies in ihrem Leben vermisste. Sie weinte, wodurch die depressive Starre aufbrach. In den folgenden Wochen konnte sie endlich wieder mehr und tiefer schlafen. Im weiteren Verlauf des Prozesses spürte sie im Umgang mit ihrem Mann und ihren Söhnen ihre eigenen Bedürfnisse deutlicher und frühzeitiger, als sie es gewohnt war. Sie begann für diese Bedürfnisse zu kämpfen und mit ihren zornigen Gefühlen in Kontakt zu kommen. Sie erlebte eine größere Bandbreite von Gefühlen, fand sich erlebnisfähiger und bekam wieder Freude am

Leben. Diese seelischen Veränderungen liefen parallel zu mehr Lebendigkeit und Durchlässigkeit in ihrem Leib.

Ein Mann mit Bechterew begann während der Zeit struktureller Integration intensiver über seine Krankheit nachzudenken. Er stellte fest, dass die Krankheit eine Art Fluchtmöglichkeit aus seinem (ihn überfordernden) Beruf war. Diese Überforderung hatte er sich lange Zeit nicht eingestanden. Außerdem wurde ihm klar, dass er seine Krankheit benutzt hatte, um mehr Zuwendung zu bekommen: viele Jahre war er von seiner Krankengymnastin betreut worden. Diese Einsichten halfen ihm, seine Krankheit ein Stück weit loszulassen, wodurch größere Veränderungen in Bezug auf seine Beweglichkeit möglich wurden. Er erlebte sein Verhalten als weniger zwanghaft, gewann an Selbstvertrauen und Unternehmungslust.

Ein junger Mann, der sich in harter Arbeit einen eigenen Betrieb aufgebaut hatte, spürte im Laufe der Behandlung, dass seine körperlichen Verspannungen und seine Rückenschmerzen daher rührten, dass er sich zu viel abforderte. Nach und nach lernte er, rücksichtsvoller mit sich umzugehen, nicht alles erzwingen zu müssen und die Dinge gelassener auf sich zukommen zu lassen.

Eine junge Frau erzählte mir beim Einführungsgespräch, dass sie zu ihrem Vater eine so schlechte Beziehung gehabt habe, dass sie seither jedem Mann ängstlich misstraue. Möglicherweise war die positive Erfahrung, in einem sicheren Rahmen eine wohltuende Leiberfahrung durch die Hände eines männlichen Behandlers zu machen, ein Schlüsselerlebnis. Jedenfalls konnte sie sich wieder zugestehen, dass sie in ihrem Leben auch durch einen Mann Liebe erfahren wollte. Ihre Berührungsängste Männern gegenüber nahmen ab. Außerdem fand sie die Kraft, ein klärendes Gespräch mit ihrem Vater zu führen, in dessen Verlauf sie auch positive Gefühle ihm gegenüber wiederentdeckte.

Die durch Strukturelle Integration gewonnene Stabilität der Beine und Füße führt häufig auch im übertragenen Sinn zu mehr Bodenständigkeit, mehr Vertrauen in die Fähigkeit, sicher auf den eigenen Beinen stehen zu können.

Bei manchen Menschen verändert sich das Verhältnis zur eigenen Sexualität. So kommt es vor, dass der eigene Leib lustvoller empfunden wird und die eigenen sexuellen Bedürfnisse klarer werden. Nicht selten erfüllt sich für Frauen endlich der langgehegte Wunsch nach einer Schwangerschaft. Ob dies nun auf eine positive Veränderung des Hormonhaushalts oder auf eine veränderte Entspannungsfähigkeit zurückzuführen ist, das hängt sicher vom Einzelfall ab.

Ähnlich wie auf der Leibesebene scheint Strukturelle Integration auch auf der seelischen Ebene stagnierende Entwicklungen wieder in Gang zu bringen. Es kommt manchmal zu Nachreifungsprozessen sowie zu einer Überwindung von Stillstand in der persönlichen Entwicklung. Festgefahrene Muster des Fühlens, Handelns und Denkens lockern sich, und es eröffnen sich neue Möglichkeiten, mit Herausforderungen des Lebens umzugehen. Lange aufgeschobene Entscheidungen werden endlich getroffen und in die Tat umgesetzt. Je mehr sich der Mensch um seine innere

Linie organisiert, desto leichter findet er seinen inneren Raum, ein lebendigeres Gefühl für die eigene Mitte. Und in dem Maß, wie der eigene Organismus an Ordnung im Raum gewinnt, bekommen auch das eigene Leben und die Umwelt klarere Konturen. Das Gespür für Gleichgewicht im Inneren und Ordnung im eigenen Leben wächst.

In einer Studie fanden die Wissenschaftler *Hunt* und *Massey* 1977 Folgendes heraus: Strukturelle Integration bewirkt, dass die rechte Hälfte des Gehirns bei geistigen Aufgaben, die am besten durch diese Seite des Hirns bewältigt werden können, verstärkt beansprucht wird. Bekanntlich repräsentiert die rechte Hirnhälfte vor allem intuitives, analoges Denken, Leibeindrücke und ganzheitliche Wahrnehmung, während die linke Hirnhälfte hauptsächlich für analytisches, logisches Denken, Rechnen und Sprache zuständig ist. Eine andere Untersuchung spricht bei mit Struktureller Integration behandelten Menschen von deutlichen Unterschieden zu nichtbehandelten in den Bereichen Selbstakzeptanz, Gegenwartsbezogenheit, Beziehungsfähigkeit und Offenheit für eigene Gefühle.

Als Behandler bin ich in der Arbeit mit einem Menschen stets für die seelische Entwicklung offen, auch wenn jemand hauptsächlich wegen körperlicher Probleme zu mir kommt. Diese Offenheit sollten Klienten ebenfalls mitbringen.

Wenn umgekehrt jemand in erster Linie Unterstützung für die Lösung von Lebensproblemen sucht, so versuche ich im Vorgespräch abzuklären, ob Strukturelle Integration die angemessene Methode ist, ob Psychotherapie geeigneter wäre, oder ob eine Kombination sinnvoll ist. Generell lässt sich sagen: Wenn ein Mensch seelische Probleme sehr stark auch leiblich empfindet, also in seiner Haltung bzw. in Form chronischer Verspannungen, so ist Strukturelle Integration – mit oder ohne begleitende Psychotherapie – sicher eine gute Möglichkeit, weiterzukommen.

Nicht selten kommen Klienten, welche sich in einer Psychotherapie befinden, deren Verlauf stagniert. Hier kann durch Strukturelle Integration unter Umständen die Entwicklung wieder in Gang kommen. Umgekehrt kann es auch sein, dass ein Mensch erfolgreich durch seelische Krisen bzw. Persönlichkeitsveränderungen gegangen ist, Körperstruktur und Bewegungsqualität dieser Entwicklung jedoch hinterherhinken. Hier kann Strukturelle Integration zu einer Abrundung bzw. Vervollständigung des persönlichen Wandels beitragen.

Handicaps wie eine zusammengesunkene Haltung, ein unsicherer Gang, ungelenkes Auftreten etc. können bei den Betroffenen – besonders bei Kindern und Jugendlichen – Unsicherheit und Minderwertigkeitsgefühle hervorrufen. Es liegt auf der Hand, was eine leibliche Veränderung für diese Menschen bedeutet.

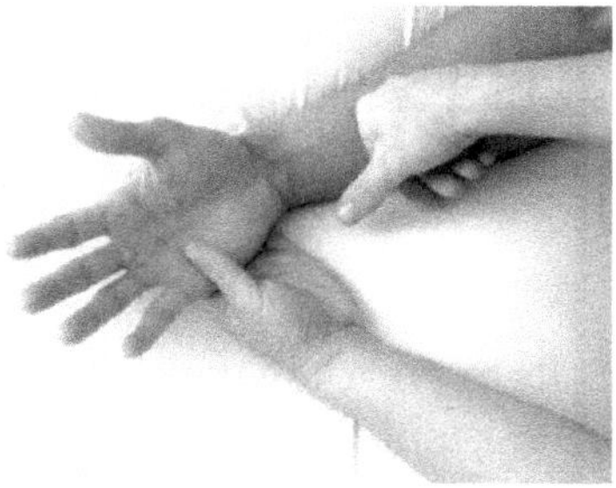

Die zehn Grund-sitzungen

Allgemeine Hinweise

In diesem Kapitel möchte ich die Themen der zehn Grundsitzungen vorstellen. Es ist vor allem als unterstützende Begleitung für diejenigen Leser gedacht, die den Prozess struktureller Integration mitmachen. Diesen möchte ich den Rat geben, sich jeweils vor einer Sitzung nur mit dem Teil des Kapitels zu beschäftigen, der gerade in ihrem Prozess ansteht. Vermeiden Sie es, im Voraus spätere Sitzungen nachzulesen, denn dies bringt Sie vielleicht ein Stück weg vom vollen Erleben der aktuellen Sitzung.

Vorausgeschickt sei, dass Inhalte und Konzepte im Einzelfall mehr oder weniger von dem hier vorgestellten Rahmen abweichen können. Denn zum einen arbeiten die einzelnen Behandlerinnen unterschiedlich, setzen also unterschiedliche Schwerpunkte. Zum anderen werden Sie Ihren ganz persönlichen Prozess erleben. So mag es sein, dass Ihre Motive oder Ihre individuelle Körperstruktur eine abweichende Vorgehensweise nahelegen.

Außerdem kann eine Sitzung eine Eigendynamik entwickeln, die ein flexibles Umgehen mit der Situation erfordert. Der hier vorgestellte Ablauf ist also nicht als starres Korsett aufzufassen, sondern als idealtypisch!

Das Gesagte gilt vor allem für die Abschnitte über *Seelische Themen*, die Sie bei der Beschreibung der einzelnen Sitzungen finden werden. Da bei dieser Methode der körperstrukturelle Aspekt im Mittelpunkt steht, werden seelische Themen nicht immer direkt, sondern eher im Kontext aufgegriffen. Inwieweit die von mir angedeuteten oder auch andere seelische Gesichtspunkte bei Ihnen eine Rolle spielen werden, hängt von Ihrer Motivation und von Ihrem ganz persönlichen Prozess ab.

*

Während der Zeit Ihrer strukturellen Integration mag es eine Hilfe sein, Tagebuch über Ihre Erfahrungen zu führen. Außerdem können Sie vor der ersten und nach der letzten Sitzung Gewicht und Körpergröße vergleichen.

Wenn Sie Sport oder eine fordernde Körperarbeit betreiben, sollten Sie in der Zeit des Veränderungsprozesses nicht bis an die Grenzen der Belastbarkeit gehen, sich stets gut aufwärmen und etwas achtsamer als sonst mit sich umgehen.

Strukturelle Integration regt den Stoffwechsel an. Trinken Sie deshalb viel in den Tagen zwischen den Sitzungen. So können Abfallstoffe und Gifte ausgeschwemmt werden.

Einige Stunden vor jeder Sitzung sollten Sie nur Leichtes essen. Schlafen Sie in der Nacht vor jeder Behandlung ausreichend lange.

Es gibt verschiedene Wege, sich von innen heraus zu öffnen. Manchmal – auch wenn Sie Schmerz empfinden – sind Visualisierungen hilfreich. Zum Beispiel, wenn Sie sich eine sich öffnende Blüte vorstellen. Oder Sie stellen sich die Hand des Behandlers als hilfreichen Freund vor, den Sie willkommen heißen. Atmen Sie in die zu behandelnde Leibesgegend hinein. Auf jeden Fall sollten Sie mit Ihrer Bewusstheit dabei sein und für Gedanken, Bilder, Gefühle und Empfindungen offen sein, die sich einstellen mögen.

Lassen Sie sich nach jeder Sitzung etwas Zeit, damit Leib und Geist ein wenig spüren können, was an Veränderungen vor sich geht. Ein Spaziergang ist eine gute Gelegenheit dazu. Gefühlswelt und Empfindungen brauchen Zeit zum Verarbeiten, bevor Sie sich wieder in den Alltag stürzen.

Nach den Sitzungen können unterschiedliche Gefühle für einen oder mehrere Tage auftreten. Nehmen Sie diese an, beobachten und spüren Sie, lassen Sie geschehen. Die Gefühle sind häufig Teil der Auflösung alter Spannungen.

Wenn Sie mehr Energie und Bewegungsdrang verspüren, gehen Sie mit diesem Bedürfnis: Tanzen Sie (ein hervorragender Weg, den Leib sich selbst entdecken zu lassen), oder schwimmen Sie, oder was immer Sie mögen. Andererseits kann auch ein größeres Schlafbedürfnis auftreten, dem

Sie nachkommen sollten. Unterbrechen Sie lange Sitzperioden mit kleinen Bewegungen.

Halten Sie nicht an vorgefassten Einstellungen von dem fest, wie Ihr Leib sein sollte. Wenn Sie durch Veränderungen gehen und sich alte chronische Haltungen und Bewegungsmuster auflösen, fühlen diese sich zunächst etwas fremd an und verunsichern Sie vielleicht ein wenig. Dann kann die Versuchung entstehen, sich auf gewohnte Haltungen und Bewegungsmuster zurückzuziehen. Dies würde aber neue Spannungen erzeugen. Lassen Sie stattdessen Ihren Leib auf seine neue Art sein - er hat viel Weisheit in sich. Sie sollten auch hin und wieder mit dem experimentieren, was Ihnen Ihr Behandler an neuen Bewegungsmöglichkeiten oder hilfreichen Wahrnehmungsübungen zeigt. Entdecken Sie die dadurch erreichbare Qualität von mehr Natürlichkeit, Bequemlichkeit und Leichtigkeit. Die Abschnitte *Zwischen den Sitzungen* bei der folgenden Beschreibung der einzelnen Sitzungen geben Ihnen zusätzliche Möglichkeiten an die Hand.

Wenn Sie sich manchmal ungewollt in alten Gewohnheiten oder Haltungen wiederfinden, seien Sie sich dessen einfach gewahr. Sie werden sich selbst zwischen alten und neuen Möglichkeiten hin und her gehend erleben. Nach und nach wird das Neue gewohnter werden. Manche Veränderungen passieren jedoch „wie von selbst", ohne dass Sie sich dessen bewusst werden.

Bleiben Sie sensibel gegenüber dem, was der Leib fühlt und tut. Wenn Sie zum Beispiel merken, dass Sie die Schultern hoch- oder den Bauch einziehen – Sie werden das im Laufe des Prozesses eher und deutlicher spüren –, erlauben Sie sich, loszulassen und in eine natürliche und optimale Position zurückzukehren.

Es kann sein, dass Veränderungen, die Sie nach einer Sitzung sehr klar spüren, nach einigen Tagen nicht mehr so deutlich wahrnehmbar sind. Sie sind noch da! Ihr Leib hat sich einfach daran gewöhnt und sie verinnerlicht. Es werden – meist „unangemeldet" – immer wieder Momente kommen, in denen Sie sich der Veränderungen – Leichtigkeit, Flüssigkeit, Bewegungsspielraum, Energie usw. – mehr bewusst sind, sei es bei der Arbeit, beim Spazierengehen, beim Sport usw.

Strukturelle Integration macht Sie sensibler für Botschaften, die Ihnen Ihr Leib sendet. Beispiel Kopfweh: Was macht Ihnen gerade in Ihrem Leben Kopf-Zerbrechen? Wenn Sie Verspannungen bemerken, beobachten Sie, *wie* Sie das tun, was Sie gerade machen. Geht es ökonomischer? Seien Sie kreativ in Ihren Bewegungen und in Ihrer Lebensführung! Fragen Sie Ihre Behandlerin nach alternativen Möglichkeiten von Bewegungsabläufen!

Nutzen Sie diese Hinweise wie eine Landkarte, mit der Sie *Ihren* Weg eigener Erfahrungen gehen!

Die Sitzungen im Einzelnen

Erste Sitzung

Diese Sitzung bietet für Sie und Ihren Behandler die Gelegenheit, einen gemeinsamen Arbeitsrhythmus zu finden und die verschiedenen Regionen Ihres Leibes deutlicher wahrzunehmen.

Leib-Themen

Generell sollen in dieser ersten Stunde die großen äußeren Gewebsschichten, vor allem des Rumpfes, etwas von ihrer natürlichen Gleit- und Spannfähigkeit zurückgewinnen. Ziele sind: mehr Raum zwischen Rumpf und Becken sowie zwischen Brustkorb und Schultergürtel. Ferner sollen Atemfreiheit und Atemvolumen durch die manuelle Arbeit gefördert werden (Abb. 16).

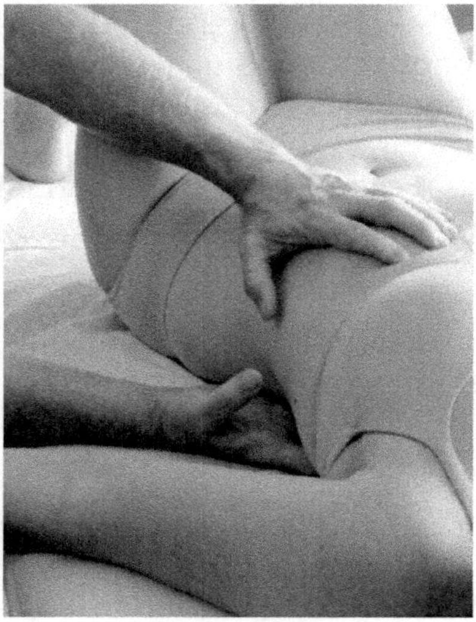

Abb. 16

Seelische Themen

Unsere Art zu atmen beeinflusst unsere Gefühle, und der Atem ist eine wesentliche Quelle unserer Lebensenergie. Zu wenig Einatmung: Nehme ich mir das, was ich im Leben brauche? Bin ich offen für Impulse aus meiner Umgebung? In welchen Situationen atme ich flach oder kaum ein? Was fühle ich dann? Zu wenig Ausatmen: Versuche ich im Leben alles für mich zu behalten? In welchen Situationen atme ich kaum aus? Was fühle ich dann? Was will ich nicht loslassen oder ausdrücken? Erlaube ich mir, genügend und häufig genug zu entspannen?

Zwischen den Sitzungen 1 und 2

- Setzen Sie sich einmal mit zusammengesunkenem Oberkörper hin und spüren Sie die Atmung in dieser Haltung, indem Sie voll ein- und ausatmen. Dann rollen Sie das Becken so weit nach vorn, bis Sie auf dem vorderen Teil Ihrer Sitzbeine sitzen. Diese Haltung richtet auch den Oberkörper auf. Nun atmen Sie wieder voll ein und aus. Die Schultern dabei entspannt lassen. Wie groß ist Ihr Atemvolumen jetzt? (Abb. 17). Mehr über das Sitzen finden Sie auf S. 128 ff.
- Um die Atemkapazität zu erhöhen: Legen Sie sich mit gestreckten Armen auf den Rücken (Abb. 18). Beim Einatmen stellen Sie sich vor, als ob Sie die Luft durch die Finger und Arme in die Lungen einziehen. Lassen Sie sich so von außen buchstäblich inspirieren. Das Ausatmen einfach geschehen lassen durch Entspannen.

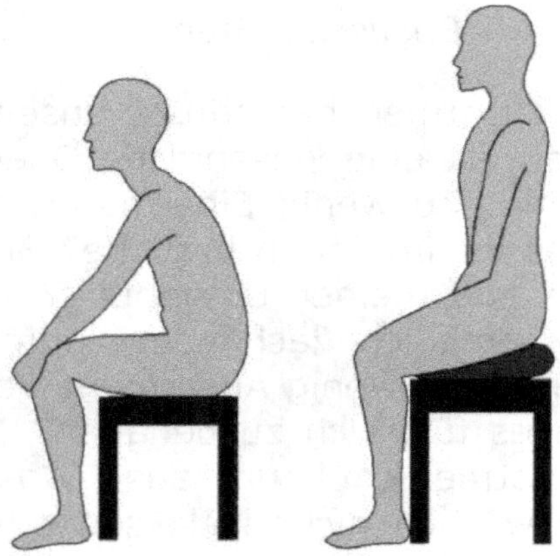

Abb. 17 *links: zurückgekipptes Becken, eingesunkener Brustkorb*
rechts: aufgerichteter Oberkörper über dem nach vorn gerollten Becken

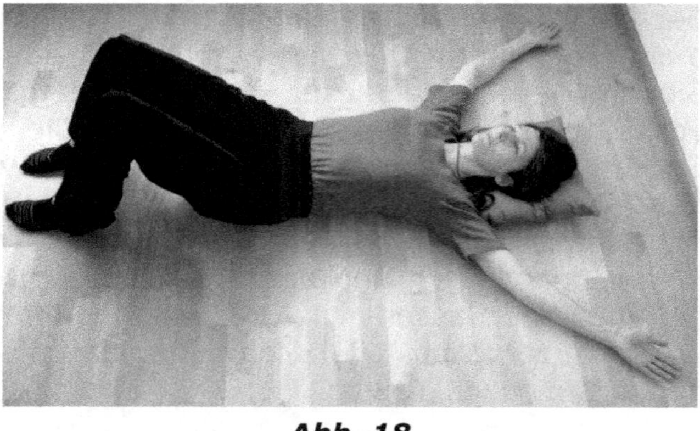

Abb. 18

- Bauch- und Brustatmung fördern: Rückenlage. Legen Sie Ihre Hand oder einen Gegenstand (z.B. einen Stein) auf die entsprechende Körpergegend und heben Sie ihn durch die Einatembewegung an. Mit dem Ausatmen lassen Sie den Gegenstand wieder absinken.

Zweite Sitzung

Leib-Themen

In dieser Sitzung beginnen wir, die Strukturen der Füße und Beine sowie des Rückens neu zu ordnen.

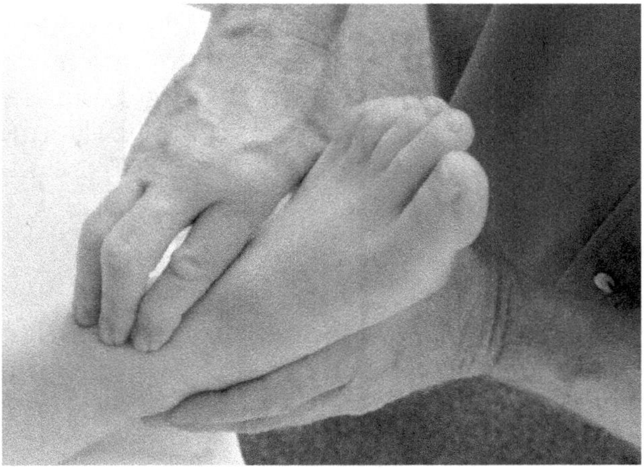

Abb. 19

Dabei geht es vor allem um die Verbesserung der Gesamtstatik des Körpers durch angemessene Ausrichtung der Grundbausteine (Füße und Beine). Da die Füße und Beine bei jedem Schritt die Art des Bodenkontaktes und den Bewegungsablauf in Becken und Oberkörper weitergeben, sind sie eine Schaltstelle des Bewegungsimpulses in den Gesamtorganismus hinein. Umgekehrt verteilt ausbalanciertes Gehen das Körpergewicht gleichmäßig über den Fuß, wobei eine ausgewogene Spannung in den Fußgewölben und die scharnierartige Funktionsweise der Sprunggelenke eine wesentliche Rolle spielen.

Seelische Themen

Kann ich auf meinen eigenen Füßen stehen oder bin ich unselbständig und abhängig von anderen? Erfahre ich in meinem Leben genügend Selbstunterstützung und Sicherheit? Habe ich einen eigenen Standpunkt? *Verstehen* kommt von *Stehen*. Stehe ich in meinem Leben auf dem Boden der Tatsachen? Vielleicht habe ich aber auch zu viel Erdenschwere? Kralle ich mich aus Lebensangst am Boden fest? Bin ich zu unflexibel, meinen Standpunkt auch einmal zu verändern?

Zwischen den Sitzungen 2 und 3

- Eine Visualisierungsübung, die auf das Nervensystem wirkt für ein harmonisches Zusammenspiel von Hüft-, Knie- und Fußgelenk beim Gehen: Stellen Sie sich beim Gehen ab und zu vor, dass von weit vor Ihnen zwei Bindfäden bei jedem Schritt die Knie abwechselnd waagerecht nach vorn ziehen. Ein Bindfaden also für jedes Knie, die Fäden laufen parallel. Statt der Bindfäden können Sie sich auch vorstellen, die Knie seien zwei Scheinwerfer, die beim Gehen parallel und waagerecht nach vorn leuchten. Welches Bild Sie auch bevorzugen: Versuchen Sie nicht, bewusst den Gang zu kontrollieren oder gar zu verändern! Stellen Sie sich nur das Bild vor und laufen Sie los! Nehmen Sie wahr, was sich dann „von selber" tut, und wie sich das anfühlt.
- Das sogenannte Tracking ist eine Übung, welche die Mobilität und die Ausrichtung von

Hüft-, Knie- und Fußgelenk durch eine spezifische Dehnung von Gewebestrukturen verbessert. Das zugrundeliegende Prinzip lautet: Bringe die Körpersegmente dorthin, wo sie hingehören, und bewege sie in Beziehung zueinander.

Dies ist der Ablauf des Tracking: Stehen Sie aufrecht mit parallelen hüftbreiten Füßen (Abb. 20 a). Beginnen Sie sich abwärts zu bewegen, indem Sie Ihrem eigenen Gewicht kontrolliert nachgeben, während Hüften, Knie und Füße sich beugen (Abb. 20 b).

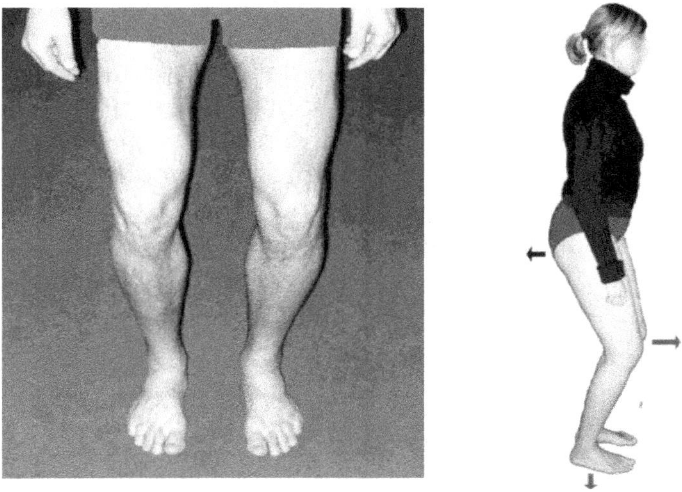

a **b**

Abb. 20

Es ist dabei wichtig, dass Gesäß und Sitzknochen nach hinten gleiten. Dann bewegen Sie sich wieder aufwärts, indem Sie sich mit den Füßen leicht gegen den Boden abdrücken. Während der ganzen Übung halten Sie die Knie so parallel wie möglich und das Gewicht des Körpers in der Mitte der Füße, um zu vermeiden, dass die Fußgewölbe absinken oder hohl werden. Die Arme hängen frei und das Brustbein schaut nach vorn.

Die Übung ist besonders effektiv, wenn sie langsam gemacht wird. Nicht öfter als dreimal hintereinander, weil sonst die Konzentration eventuell nachlässt.

- Für ein ausbalanciertes Gehen ist die Abrollbewegung der Füße essentiell. Um diese Fähigkeit zu befördern, nehmen Sie jedes Mal, wenn ein Fuß abrollt, abwechselnd Ferse und Vorderfuß wahr. Widerstehen Sie der Versuchung, Ihren Gang willentlich zu verändern. Denn bei komplexen Bewegungsabläufen wie dem Gehen ist es klüger, ein gewohntes Bewegungsmuster durch verfeinerte Wahrnehmung zu verändern als durch willentliches „Machen".

Dritte Sitzung

Leib-Themen

Das Ziel ist eine senkrechte Ausrichtung der Körpersegmente von den Seiten her. Durch Verlängerung der Körperseiten wird eine Balance zwischen Vorder- und Rückseite angestrebt. Dieses Gleichgewicht ist ablesbar an einer senkrechten Seitenlinie, die *annähernd* durch Ohren, Schultergelenk, Hüftgelenk, Knie und Fußknöchel führt. *Annähernd* deshalb, weil die Schwerpunkte der Körpersegmente dann nicht ganz genau auf der Seitenlinie liegen, sondern sich – je nach Segment – ein klein wenig davor bzw. dahinter befinden. So findet sich im Idealfall das Hüftgelenk des ein wenig nach vorn-unten geneigten Beckens ein bisschen *hinter* dem Seitenlot. Besonderes Augenmerk gilt auch der Stellung und Freiheit des Schultergürtels. Er soll entspannt auf dem Brustkorb ruhen; die Arme hängen locker an den Seiten herab.

Durch Förderung der Zwerchfellfunktion, durch Raumerweiterung in der Lendenwirbelgegend und zwischen den Rippen, vor allem um die 12. Rippe, wird das Thema Atmung aus der 1. Sitzung wieder aufgegriffen. Freies diagonales Schwingen der Arme beim Gehen kann ebenfalls Gegenstand der Sitzung sein.

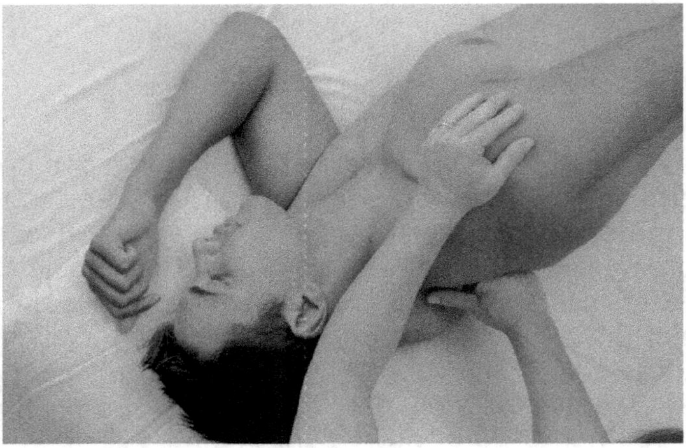

Abb. 21

Seelische Themen

Die ausstreckende bzw. ausgreifende Bewegung der Arme hat auf der seelischen Ebene zwei Bedeutungen. Die erste ist das Herstellen von zwischenmenschlichem Kontakt, das Geben und Empfangen. Die zweite Bedeutung beinhaltet das Wegstoßen, das Abwehren und den Ausdruck von Ärger. (Im Englischen kommt dies zum Ausdruck durch die doppelsinnige Bedeutung des Wortes *arms*: Es bedeutet nämlich sowohl *Arme* als auch *Waffen*.) Die Rumpfseiten unterstützen die Arme und sind der Ausdruck von Unterstützung in der Beziehung zu anderen Menschen („Ich stehe dir zur Seite")
.

Zu diesen Themen passen folgende Fragen: Kann ich andere um Hilfe bitten? Umgekehrt: Gebe ich anderen Menschen genügend Unterstützung? Halte ich zärtliche Gefühle bzw. Wut und Frustration in den Armen fest, anstatt sie auszudrücken? Kann ich die Arme manchmal nicht lockerlassen, weil ich mich unsicher fühle? Begegne ich Herausforderungen im Leben mit hängenden oder vielleicht mit krampfhaft zurückgezogenen Schultern?

Diese Themen können auch in den Sitzungen 8 und 9 noch einmal von Bedeutung sein.

Zwischen den Sitzungen 3 und 4

- Spüren Sie ab und zu in Schultern und Arme hinein, ob Sie sie lockerlassen oder festhalten. Wenn Sie eine Anspannung spüren, dann erlauben Sie beim Ausatmen Schultern und Ellbogen, schwer zu werden und nach unten zu sinken.

- Tragen Sie Taschen nicht immer einseitig, sondern abwechselnd mal links, mal rechts. Verteilen Sie eingekaufte Waren auf zwei Tüten, so dass Sie besser ausbalanciert tragen.

- Lenken Sie einmal in Rückenlage (mit aufgestellten Beinen) oder auch im Sitzen und Stehen den Atem bewusst und sanft in die Flanken, also in den Raum zwischen Rippen und Beckenseiten. Spüren Sie dort die Ausdehnung beim Einatmen, und tun Sie dann dasselbe für den unteren Rücken.

- Viele Menschen stehen gewohnheitsmäßig nach vorn durchgebogen (Abb. 22, links). Der Nachteil dieser Haltung ist, dass der Oberkörper nur unzureichend von Becken und Beinen unterstützt werden kann. Wenn das auch Ihre Art zu stehen ist, können Sie dies folgendermaßen korrigieren: Schieben Sie Ihre Sitzknochen nach hinten und das Brustbein nach vorn (Abb. 22, Mitte), bis Ihre Seitenachse sich von einer Kurve in eine Senkrechte verwandelt hat (Abb. 22, rechts).

  Können Sie spüren, dass Kopf, Schultern und Brustkorb nun besser durch die unter ihnen befindlichen Segmente (Becken und Beine) getragen werden? Falls Sie das Gefühl haben, Sie stünden nun nach vorn geneigt, so ist dieses

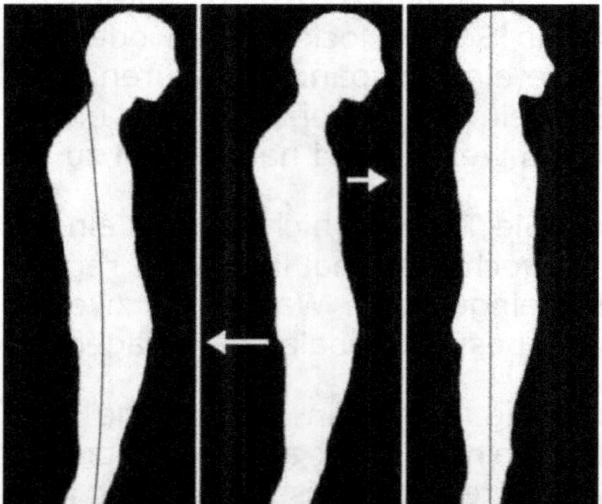

Abb. 22

Empfinden Ihrem inneren Körperbild (Körperschema) geschuldet. Wenn Sie sich von der Seite in einem Spiegel betrachten, so werden Sie sehen, dass Ihr Eindruck nicht zutrifft. Wenn Sie immer wieder einmal an dieser Haltung arbeiten, werden Sie mit der Zeit feststellen, dass sich auch Ihr inneres Körperschema verändert.

Vierte Sitzung

Leib-Themen

Die Sitzungen 4 bis 7 beschäftigen sich intensiv mit der Harmonisierung von Stellung, Volumen und Flexibilität des *Kern*bereiches des Organismus. Unter Kernbereich verstehen wir den inneren Raum, der – von Muskeln und Faszienhüllen umgeben – die inneren Organe und Eingeweide beherbergt. Dieser Innenraum reicht von Nase und Rachen bis hinunter zum Beckenboden. Die Arbeit an den inneren Gewebestrukturen soll gleichzeitig die Verlängerung der senkrechten inneren Linie des Körpers fördern. Wesentlich für diese Zielsetzung ist die Herstellung einer ausbalancierten Beckenstellung, die in den Sitzungen 4 bis 6 eine besondere Rolle spielt.

In der vierten Sitzung geht es um die Organisierung und Befreiung der Gewebestrukturen, die von unten her den Kernbereich begrenzen. Dies sind der Beckenboden und die Muskeln der Beininnenseiten. Eine ausgewogene Spannung des Beckenbodens gibt erstens den Verdauungs- und inneren Geschlechtsorganen eine ausreichende Stütze, zweitens ermöglicht sie die ungehinderte Atmungsausdehnung in den Unterleib, drittens dient sie einer freien Beweglichkeit von Beinen und Becken. Außerdem ist sie Bestandteil einer erfüllten Sexualität.

Das Thema der strukturellen Ausrichtung und der Bewegungsqualität von Beinen und Füßen aus der 2. Sitzung wird in dieser Sitzung auf einer tieferen Ebene wieder aufgegriffen.

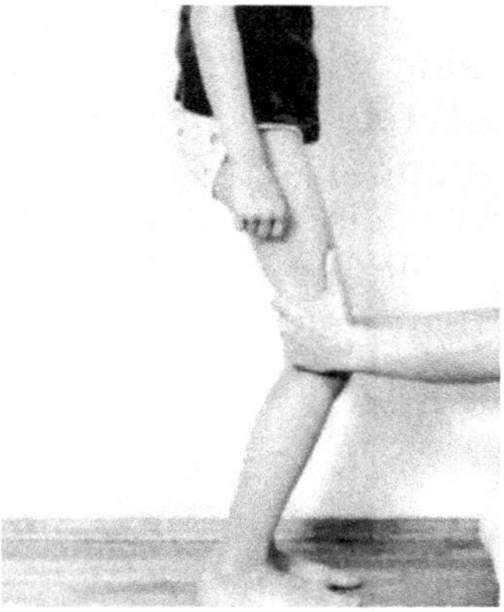

Abb. 23 *Die Scharnierfunktion der Beingelenke unterstützen*

Die Behandlung der inneren Gewebsschichten um die Wirbelsäule herum ergänzt die Arbeit an der Hülle des Kernbereichs.

Seelische Themen

Das Thema ist hier Kontrolle und Loslassen von Kontrolle. Einer der ersten Akte von Selbstkontrolle, die wir als Kind gelernt haben, war das Toiletten-Training durch Kontrolle der Beckenbodenmuskeln. Später wurde persönliche Kontrolle vielleicht damit gleichgesetzt, sich nie gehen zu lassen, keine Gefühle aus sich herauszulassen, niemals aufzugeben usw. Nun ist Selbstkontrolle in bestimmten Situationen durchaus angemessen. Dazu gehört Willenskraft und Durchhaltevermögen.

Beide Fähigkeiten – Kontrolle und Loslassen – spielen im Leben eine wichtige Rolle: in Beziehungen, in der Sexualität, bei der Arbeit usw. Ein häufiges Hindernis dabei ist Angst. Wie sieht diese manchmal nicht einfache Wahl zwischen Loslassen und Kontrolle bei mir aus? Welche Rolle spielen Ängste dabei? In welchen Situationen spanne ich den Beckenboden an?

Zwischen den Sitzungen 4 und 5

- Die folgende Übung hilft Ihnen, die optimale Ausrichtung von Füßen und Beinen zu stabilisieren, indem Sie die tiefen Faszien und Muskeln dehnen (Abb. 24):

  Legen Sie sich auf den Rücken, die Sitzknochen so nah an der Wand wie möglich. Die Beine liegen gestreckt an der Wand, die Schultern ruhen entspannt am Boden. Nun beugen Sie Füße und Zehen kopfwärts. Die Fersen streben zur Zimmerdecke. Achten Sie darauf, dass Füße und Knie parallel ausgerichtet sind und die Fußgelenke sowie die Kniegelenke sich in einer horizontalen Ebene befinden (Abb. 24, links). Nun bewegen Sie Ihre Beine langsam auseinander (Abb. 24, Mitte). Wenn die Beine in ihrer Endposition angekommen sind, bleiben Sie etwa zwei Minuten in dieser maximalen Dehnung der Beininnenseiten, bevor Sie die Beine langsam wieder in die Startposition zurückbewegen (Abb. 24, rechts).

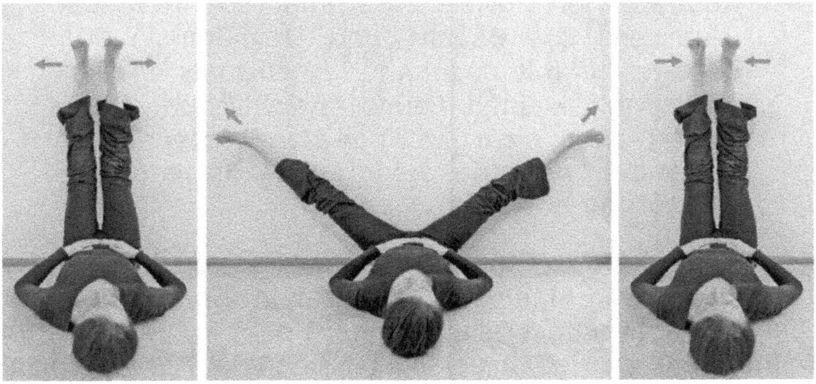

Abb. 24 *Verlängerung der Beinrückseiten und der Adduktorenmuskeln an der Innenseite der Beine*

- Beim Gehen können Sie den Beckenboden abwechselnd anspannen und loslassen. Wie wirkt sich das jeweils auf den Gang aus?
- Falls es Ihnen schwerfällt, die Beckenbodenmuskulatur anzuspannen, (trifft eher bei Frauen als bei Männern zu), dann liegt dies vor allem daran, dass der Beckenboden sich zuvor nicht richtig entspannen konnte. Diese Fähigkeit ist ebenso wichtig wie ein Training der Beckenbodenmuskulatur.

- Zum Training selbst: Stellen Sie sich vor, Sie wollen den Urin zurückhalten. Konzentrieren Sie sich dabei auf die Dammgegend (vor dem Anus) ziehen Sie sie zusammen. Dann wieder loslassen. Die Bauch- und Gesäßmuskulatur dabei nicht mit anspannen. Mehrmals wiederholen, mit kleinen Pausen dazwischen. Diese Übung aber *nicht* beim *realen* Wasserlassen anwenden, denn das könnte eine Blasenfunktionsstörung auslösen.
- Stellen Sie sich öfters vor, dass Sie in den Beckenboden hineinatmen, sei es im Stehen, Liegen (mit aufgestellten Beinen) oder im Sitzen.

Fünfte Sitzung

Leib-Themen

Neuordnung des räumlichen Verhältnisses zwischen Beckenboden und Zwerchfell sowie zwischen inneren Schichten des unteren Rückens und der Rumpfvorderseite.

Der paarigen Lendendarmbeinmuskulatur (M. Iliopsoas) kommt hierbei eine Schlüsselrolle zu. Bei angemessener Spannung trägt sie zu einem normalen Verlauf der Lendenwirbelsäule bei. Ferner erleichtert sie Rumpf, Becken und Beinen, eine ausgewogene Stellung zueinander zu finden. Was strukturell geschieht, wenn die Iliopsoas-Muskeln verkürzt sind und die gerade Bauchmuskulatur (M. Rectus abdominis) zu inaktiv ist, zeigt Abb. 25 (links) deutlich: das Becken kippt nach vorn-unten, der Bauch fällt vor, die Lendenwirbelsäule wölbt sich zu weit vor.

Die Arbeit an Bindegewebshüllen und Bändern innerer Organe löst tiefsitzende Restriktionen im Brust- und Bauchraum. Die inneren Organe bekommen gegebenenfalls den Raum und die Beweglichkeit zurück, den sie für ein optimales Arbeiten benötigen. Zumal Einschränkungen der inneren Organe strukturelle Probleme von innen her verursachen können. So rühren ungünstige strukturelle Gegebenheiten der Wirbelsäule häufig auch von Verklebungen und Verkürzungen der Organfaszien her.

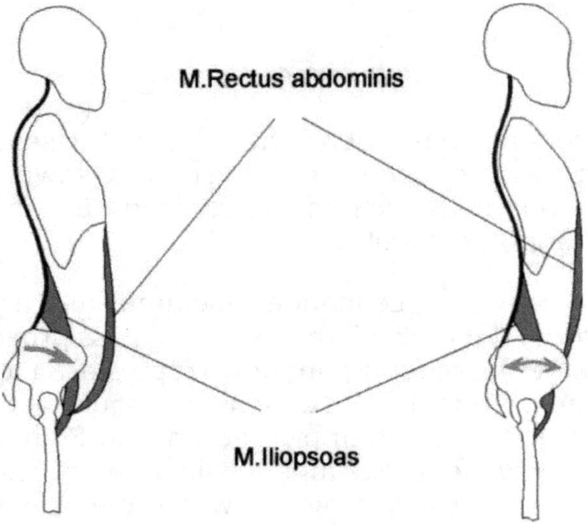

Abb. 25
links*: Verkürzte Darmbeinmuskulatur (M. Iliopsoas)*
rechts*: Ausgeglichene Spannung zwischen Darmbeinmuskulatur und gerader Bauchmuskulatur (M. Rectus abdominis)*

Kommen wir zu den funktionalen Zielen dieser Sitzung: Es gibt zwei Arten des Gehens. Die eine weit verbreitete ist die extrinsische, also von mehr äußeren Muskeln bewerkstelligte Gehweise, bei der das Bein durch den M. Rectus femoris nach vorn angehoben wird (Abb. 26, links). Beim intrinsischen Modus geht der Bewegungsimpuls hingegen *primär* vom innen befindlichen Lendendarmbeinmuskel aus (Abb. 26, rechts). Letzteres ermöglicht eine mühelosere und anmutigere Gehweise. Voraussetzung dafür ist, dass die Lendendarmbeinmuskulatur aktionsfähig ist. Diese Fähigkeit gilt es zu fördern.

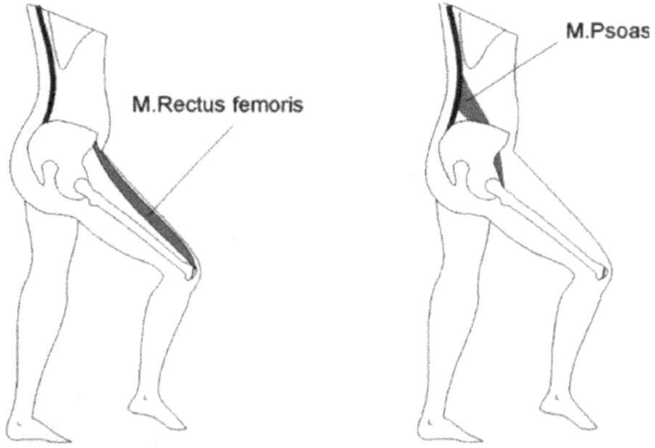

Abb. 26

Und schließlich wird in der fünften Sitzung das Thema der freien Atmung in Brust und Bauch, das schon in der ersten und dritten Sitzung angesprochen war, wieder aufgegriffen.

Seelische Themen

Bauch und Brustkorb sind häufig die Regionen, in denen Gefühle durch Verhärtung der Muskelhäute und Muskeln sowie ein „Gefrieren" der inneren Organe festgehalten werden. Welche Gefühle unterdrücke oder vermeide ich? In welchen Situationen halte ich den Atem an? Bewusstes Atmen kann die Gefühlsempfindungen wieder in Fluss bringen.

- Abb. 27 a zeigt zwei Möglichkeiten, die Iliopsoas-Muskeln zu dehnen. Sie erreichen die Endposition auf dem linken Bild dadurch, dass Sie den ganzen Rumpf aufgerichtet nach vorn bewegen. Achten Sie bei den Dehnungen darauf, dass beide Füße und Knie jeweils geradeaus nach vorn ausgerichtet sind. Abwechselnd rechts und links dehnen.

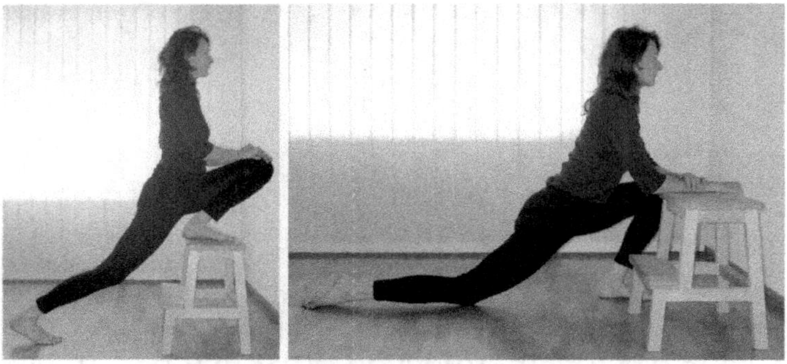

Abb. 27 a

- Eine Übung für die Aktivierung der Iliopsoas-Muskulatur: In Rückenlage – Beine aufgestellt – wiegen Sie in kleinen Schaukelbewegungen das Becken vor und zurück. Erlauben sie, dass die sanfte Bewegung vom unteren Rücken aus beginnt. Dies hilft, das Becken tatsächlich nur von innen her mit den Iliopsoas-Muskeln zu bewegen. Bauch- und Beckenbodenmuskulatur entspannt lassen.

- Stellen Sie sich beim Gehen vor, dass die Beine nicht in den Hüftgelenken beginnen, sondern unmittelbar vor der Lendenwirbelsäule.

- Aktivierung der Auf- und Ab-Bewegung des Beckens für das Gehen (Beckenseitschwung): Einen Fuß auf eine Erhöhung stellen. Dann der Hüfte erlauben, nacheinander nach rechts und links auszuweiden (Abb. 27 b).

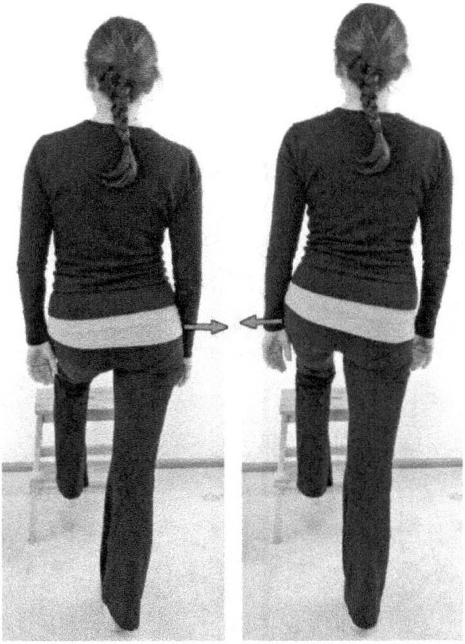

Abb. 27 b

Sechste Sitzung

Leib-Themen

Wieder geht es um den Kernbereich des Organismus, diesmal um den rückwärtigen Aspekt (Abb. 28). Wesentliche Ziele dieser Sitzung sind die Stellung des Beckens, ebenso flexible wie stabile Gelenke zwischen Kreuzbein und Hüftknochen sowie die richtige Kreuzbeinstellung, damit die Wirbelsäule sich gerade und entspannt über Becken und Kreuzbein aufrichten kann. Eine optimale Ausrichtung der Beine ist sowohl Voraussetzung wie Ergebnis der oben genannten Ziele.

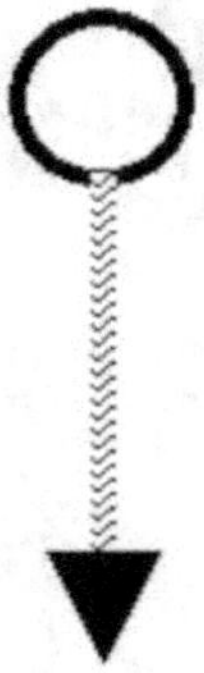

Abb. 28 *Verbindung zwischen Schädel und Kreuzbein fördern*

Fließende, geradeaus gerichtete Beinbewegungen beim Gehen, eine bei Bewegung und Atmung feinschwingende Wirbelsäule sind die funktionellen Schwerpunkte. Die Wirbelsäule soll sich im Gehen, Beugen und Stehen ihre Länge bewahren können. Ferner geht es um eine ausreichende und ausgewogene Bewegungsfreiheit der Hüft- und der und der Kreuzbeingelenke. Anknüpfend an die vierte Sitzung geht es auch nochmals um die rechte Spannung des Beckenbodens.

Seelische Themen

Die Leibrückseite ist die Seite, die wir der Welt vorenthalten, die wir zurückhalten. Sie beherbergt unsere Schattenseiten, die wir so manches Mal auch vor uns selbst nicht wahrhaben wollen.

Wenn wir Angst haben, ziehen wir unser Schwanzrelikt, das Steißbein, ein, indem wir die Gesäßmuskulatur anspannen. Dies behindert Selbstausdruck, Stärke und Kreativität.

Zwischen den Sitzungen 6 und 7

- Eine der effektivsten Übungen, die Rolfing-Strukturelle Integration zu bieten hat, ist das *Falten und Entfalten* (Abb. 29 a). Sie verlängert und öffnet den inneren Leibesraum und erinnert das Nervensystem an die ökonomischste räumliche Beziehung der Leibessegmente zueinander.

  Besonders für zwei bestimmte strukturelle Muster ist das Falten und Entfalten sehr hilfreich: Das erste Muster ist ein nach hinten-unten gekipptes und nach vorn verschobenes Becken. Bei diesem Strukturtyp hängt das Körperzentrum nach vorn durch (Abb. 8 d auf S. 39). Das zweite Muster sind überstreckte Knie (Abb. 8 c auf S. 39).

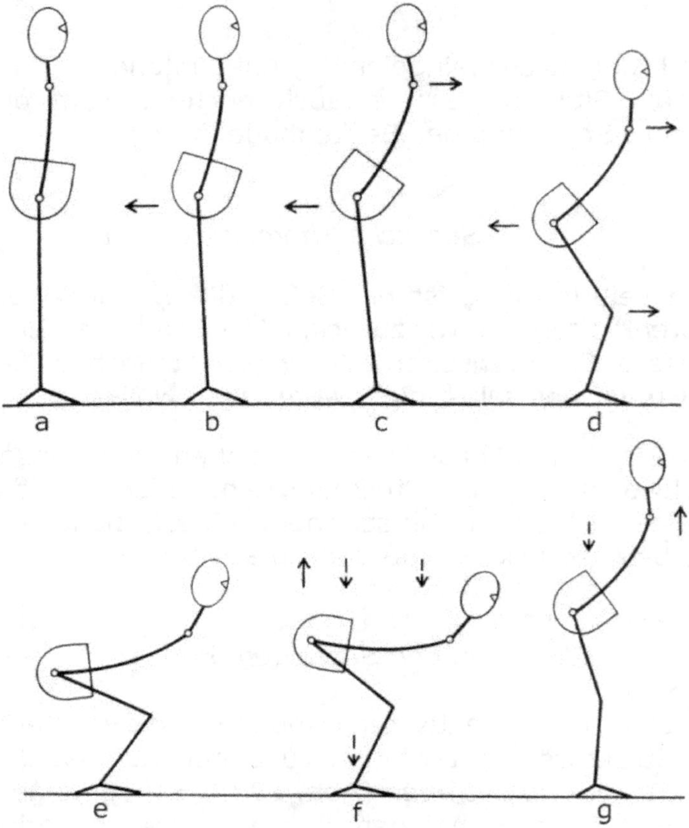

Abb. 29 a *Falten/Entfalten*

durchgezogene Pfeile: Bewegungsrichtung
gestrichelte Pfeile: Schwerkraft-Richtung

Und so geht's: Sie lösen die Abwärtsbewegung (das Falten) aus, indem Sie Ihrem Eigengewicht kontrolliert nachgeben, wodurch sich Hüften, Knie und Fußgelenke beugen. Dabei das Gesäß mit den Sitzknochen nicht nach oben ziehen, sondern nach hinten gleiten lassen (Abb. 29, a-e).

Die Aufwärtsbewegung (Entfalten) beginnt damit, dass Sie zunächst Becken und Sitzknochen noch ein bisschen weiter nach hinten und oben schieben, wodurch sich Ihr Gewicht automatisch auf die Beine und Füße verlagert. Dann gleiten Sie aufwärts, indem Sie die Füße gegen den Boden drücken (Abb.29, f-g).

Während des gesamten Bewegungsablaufes hängen die Arme frei und das Brustbein „schaut" nach vorn.

- Dehnung der Beinrückseite: Rückenlage, Becken ganz nah an der Wand. Erst die Zehen, dann die Füße nach unten beugen, sodass sich die Fersen Richtung Zimmerdecke bewegen. Füße und Beine parallel halten. Der Oberkörper darf entspannen und die Atmung fließen. (Abb. 29 b)

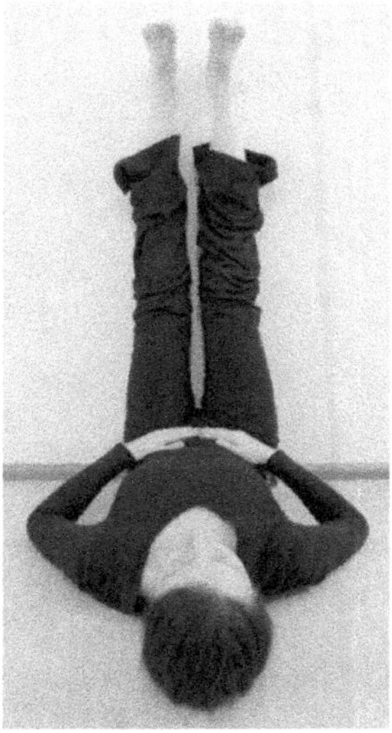

Abb. 29 b

- Stellen Sie sich öfter einmal vor, dass Sie beim Atmen die Luft in den oberen oder unteren Rücken hineinschicken. Dies erleichtert die Atmungstiefe, entspannt den Rücken und erweitert unsere Beziehung zum umgebenden Raum um eine oft nicht erlebte Dimension.
- Es gibt Momente im Leben, in denen ein Mensch so massiv von Gefühlen wie Trauer oder Verzweiflung überwältigt wird, dass er fürchtet, in diesen Gefühlen zu ertrinken. Das Spüren und Atmen in den Bereich der Brustwirbelsäule zwischen den Schulterblättern stärkt in solchen Situationen die Ich-Kräfte und sorgt für mehr Klarheit und Besonnenheit. Es gelingt dann, ein wenig Abstand zu den bedrohlichen Gefühlen zu gewinnen.

Siebte Sitzung

Leib-Themen

Verlängerung und Erweiterung des Kernbereichs werden abgeschlossen durch die Arbeit an der oberen Begrenzung des inneren Raums. Nachdem sich in den vorhergehenden Sitzungen die bodennahen Leibsegmente um die innere Linie herum besser ausbalanciert haben, ist nun das Fundament vorhanden, die Faszien von Nacken, Hals und Schädel zu adressieren, damit sich Hals und Kopf müheloser aufrichten und frei bewegen können.

Ein weiteres Thema sind die Entspannung der Gesichtsmuskulatur, die Ausbalancierung der Kiefergelenke und eine Erweiterung des Schädelinnenraumes. Inzwischen wissen auch viele Zahnärzte, wie stark der Einfluss der Körperstruktur insgesamt auf die Funktionalität der Kiefergelenke ist. Umgekehrt haben Stellung und Bewegungsqualität der Kiefergelenke Auswirkungen auf Körpersegmente wie z.B. das Becken.

Freiheit, Unabhängigkeit und Ausgewogenheit der Bewegung von Nacken, Unterkiefer und Kopf sind Voraussetzung für eine erweiterte Wahrnehmung der Umwelt sowie für flexible *und* zielgerichtete Ausrichtung von Bewegungsintentionen.

Seelische Themen

Trage ich die Nase immer oben oder laufe ich mit gesenktem und eingezogenem Kopf durchs Leben? Wie nehme ich in dem einen oder dem anderen Fall meine Umwelt und meine Mitmenschen wahr?

„Beiß' die Zähne zusammen!" oder „Da musst du dich durchbeißen!" – das sind Aufforderungen, die so mancher verinnerlicht hat. Manchmal kann das bis zum nächtlichen Zähneknirschen gehen. Hier klingt das Thema Loslassen oder Festhalten aus der vierten und sechsten Sitzung wieder an.

Wie nehme ich meine Umwelt wahr? Ist die Wahrnehmung eingeengt auf den unmittelbaren Gegenstand meiner Aufmerksamkeit oder kann ich auch Vorgänge/Gegenstände in der Peripherie wahrnehmen? Und schließlich: Kann ich mich selbst auch als Wahrnehmender wahrnehmen?

Zwischen den Sitzungen 7 und 8

- Stellen Sie sich vor, Ihr Kopf sei ein Gasballon, der nach oben schwebt. Und zwar in senkrechter Verlängerung der Halswirbelsäule. Dabei weder das Kinn hochziehen noch den Nacken überstrecken.

- Stellen Sie sich ab und zu vor, Ihre Augen säßen nicht an der Vorderseite des Kopfes, sondern tief in der Mitte des Kopfes. Von dort lassen Sie entspannt die Bilder von außen hereinkommen, anstatt angestrengt in die Außenwelt zu starren. Diese Übung begünstigt nicht nur ein entspanntes Sehen, sondern auch die Senkrechte von Kopf und Hals.

- Um eine freie und ausbalancierte Bewegung von Kopf und Nacken zu bewerkstelligen, machen Sie folgende Übung mit großer Präzision: Drehen Sie langsam ihren Kopf um die innere Achse abwechselnd nach links und rechts, wobei das Augenpaar stets eine horizontale Ausrichtung beibehält (Abb. 30).

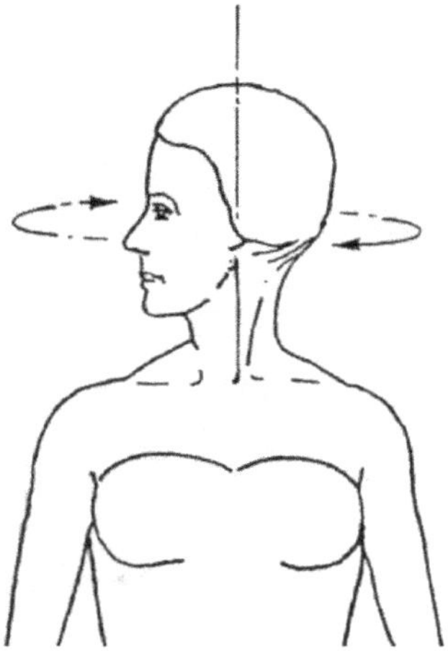

Abb. 30

- Häufig besteht zwischen Schädel und erstem Halswirbel zu wenig Raum. Um diese Gegend zu öffnen, machen Sie sehr kleine und ganz langsame Nickbewegungen mit Ihrem Kopf. Lassen Sie diese Bewegung immer kleiner werden, bis Sie nicht mehr genau wissen, ob Sie den Kopf überhaupt noch bewegen oder es sich nur noch vorstellen.

- Für eine Entspannung von Kaumuskeln und Kiefergelenken: Während dieser Selbstbehandlung stabilisiert eine Hand den Kopf, die andere Hand ergreift das Kinn (Abb. 31 A). Nun öffnen Sie den Mund langsam gegen einen moderaten Widerstand, den Ihre Hand am Kinn leistet (Abb. 31 B und C zeigt diese konzentrische Bewegung). Dann schließen Sie Ihren Mund langsam gegen einen moderaten Widerstand Ihrer Hand (Abb. 31 D zeigt diese exzentrische Bewegung).

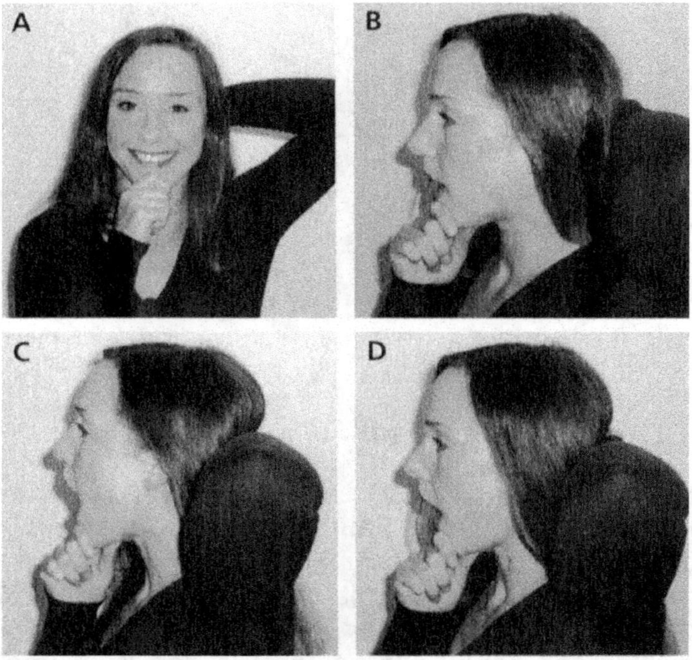

Abb. 31

Achte und neunte Sitzung

Die letzten drei Sitzungen dienen dazu, die neugeordneten Teilstrukturen in Übereinstimmung zu bringen, d.h. zu einer harmonischen Ganzheit zu entwickeln.

Themen der ersten sieben Stunden werden gegebenenfalls noch einmal aufgenommen, wobei nun die Betonung auf der Stimmigkeit im Zusammenhang des Leibganzen liegt und auf einer noch aktiveren Beteiligung des Klienten bei der manuellen Behandlung (Abb. 32).

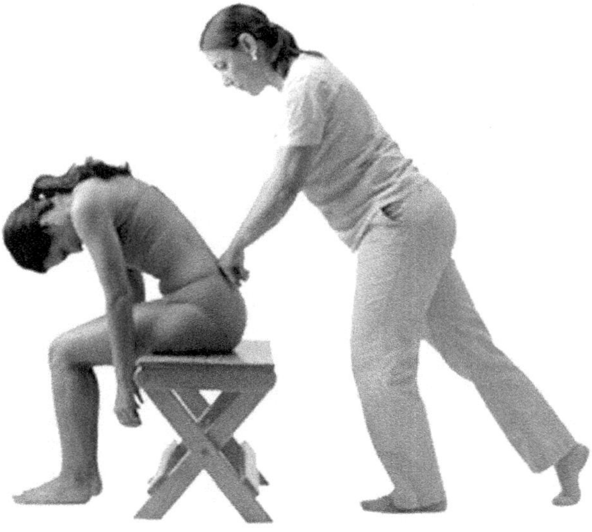

Abb. 32

Es geht in der achten Sitzung vor allem um das statische Gleichgewicht des Körpers, in der neunten steht der Bewegungsaspekt im Vordergrund. Beide Sitzungen beschäftigen sich noch einmal intensiv mit der Ausrichtung von Becken- und Schultergürtel (Abb. 33) sowie mit ihrer Verbindung durch die Leibesmitte hindurch (Abb. 34). Es wird also die strukturelle Ordnung der Gürtel in ihrer Beziehung zum Kernbereich und zur inneren Linie, also zum Innenraum des Gesamtorganismus, behandelt.

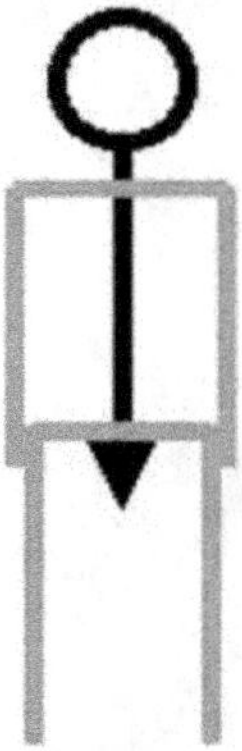

Abb. 33
Horizontale Anordnung von Schulter- und Beckengürtel

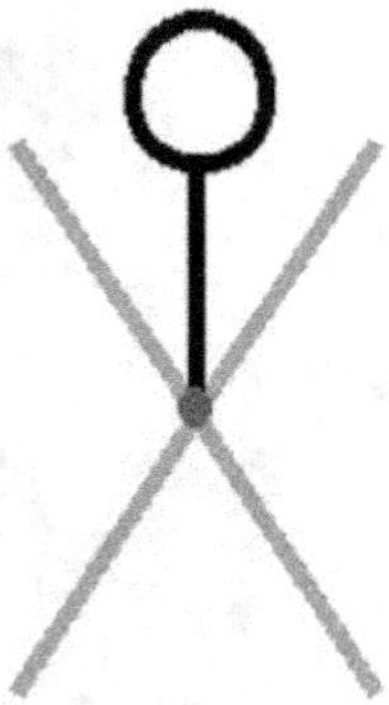

Abb. 34
Diagonale Verbindung der Gürtel durch den Kernbereich

Oft werden in der achten Sitzung mehr Beckengürtel und Beine, in der neunten mehr Schultergürtel und Arme adressiert.

Im Vordergrund stehen effektivere Bewegungsmuster von Armen und Beinen, wobei eine

Verbundenheit beider Gürtel mit der Leibesmitte angestrebt wird. Wichtig ist auch die (kontralaterale) Verbindung vom Arm der jeweils einen Seite zum Bein der jeweils anderen Seite. Außerdem soll das Zusammenspiel von inneren und äußeren Gewebeschichten harmonisiert werden.

Seelische Themen

Die innere Linie und der Kernbereich des Leibes sind Repräsentanten des Seins. Schultern und Arme sowie Becken und Beine sind Repräsentanten des Handelns. Sein und Handeln sollten in einem harmonischen Verhältnis zueinander stehen. Wie ist es bei mir? Verliere ich bei den Aktivitäten des Alltags allzu oft den Kontakt zu mir selbst? Ruhe ich genügend in mir oder lasse ich mich von inneren und äußeren Zwängen treiben? Horche ich genügend auf meine innere Stimme, die mir sagen möchte, was mir jetzt guttut und was richtig für mich ist?

Zwischen den Sitzungen 8, 9 und 10

- Stellen Sie sich vor, Ihr Brustkorb sei ein Gasballon, dessen Mittelpunkt sich in der Mitte zwischen Sonnengeflecht (dort, wo die Rippen sich am unteren Ende des Brustbeins treffen) und den Wirbeln, die auf dieser Höhe liegen, befindet. An diesem Ballon ist das Becken als Passagierkorb aufgehängt. Jetzt stellen Sie sich im Stehen oder Gehen vor, dass der Ballon von seinem Mittelpunkt her aufwärts schwebt, während der Korb, das Becken also, frei unter dem Ballon schwingt.

- Stellen Sie sich beim Gehen vor, dass die Beine sich nicht von den Hüftgelenken her bewegen, sondern von der Gegend her, die ich oben als Ballonmittelpunkt beschrieben habe.
- Eine Übung zur Entspannung der Schultern: Sie wollen den Arm nach vorn oder seitlich anheben. Bevor Sie den Arm bewegen, erlauben Sie – ausatmend – Ellbogen und Schulter durch ihr Eigengewicht nach unten zu sinken. Erst jetzt den Arm langsam nach vorn oder zur Seite anheben. Während der Bewegung achten Sie darauf, dass die Schulter offen und entspannt bleibt. (Abb. 35, rechts). Jetzt probieren Sie einmal als Kontrast die Armbewegung unter bewusster Anspannung des Schulterbereichs. (Abb. links). Merken Sie Unterschiede? Diese Übung können Sie variiert in den Alltag einbauen (beim Tasse anheben, telefonieren usw.).

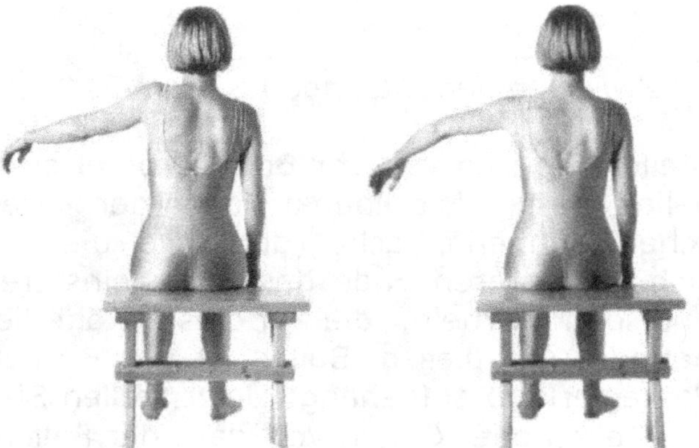

Abb. 35

- Die folgende Übung hilft, die Arme mehr aus der Mitte heraus aktiv werden zu lassen. Wenn Sie einen Arm bzw. beide bewegen oder während des diagonalen Armschwingens beim Gehen stellen Sie sich vor, Ihr(e) Arm(e) begännen nicht in den Schultern, sondern in der Gegend des Übergangs von der Brustwirbelsäule zur Lendenwirbelsäule.
- Eine Übung, um den ganzen Leib spiralig zu dehnen und die Gürtel mit der Vertikalachse zu verbinden (Abb. 36): Legen Sie sich auf die linke Seite. Das linke Bein ist gestreckt, das andere ist gebeugt und wird von Ihrer linken Hand am Boden gehalten. Nun drehen Sie rechte Schulter und rechten Arm zusammen mit dem Kopf zur rechten Seite (Abb. 36 A). Jetzt strecken Sie zusätzlich den rechten Arm und das rechte Bein (Abb. 36 B und C). Fersen, Hände und Sitzknochen strecken sich dabei in Richtung der Zimmerwände. Sodann die Seite wechseln.
- Beinahe jede Bewegung im Sinne von Gestik lässt sich auf zwei Arten ausführen, entweder im Push-Modus (bodenorientiert) oder im Reach-Modus (raumorientiert). Hier ist eine einfache Übung, den Unterschied zu spüren und außerdem wird die kontralaterale Bewegung der Arme während des Gehens gefördert (Abb. 37):

  Stehen Sie mit einem Bein vorgesetzt, das andere Bein hinten. Das Gewicht ist zunächst auf beiden Beinen gleich verteilt. Die Arme bringen Sie in eine kontralaterale, also gegenläufige Haltung.

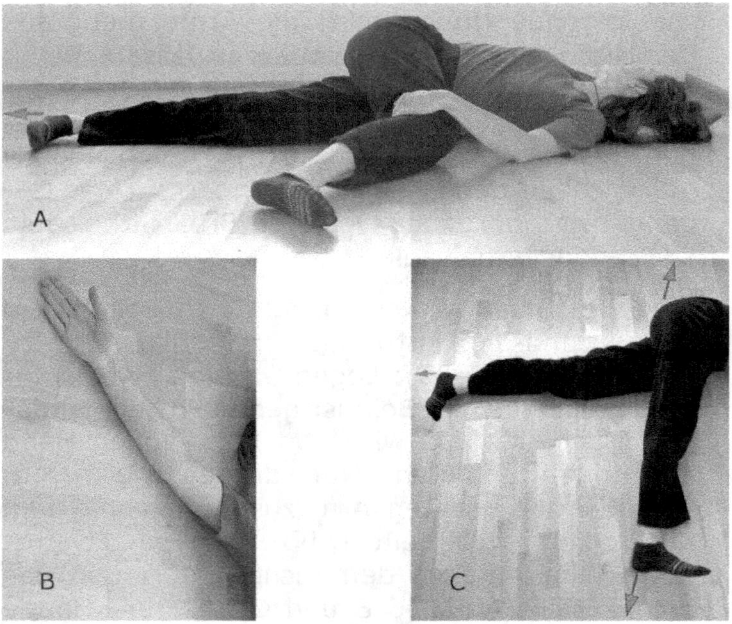

Abb. 36

Stellen Sie sich nun vor, dass Sie nach etwas oder nach einer Person greifen wollen. Diese Geste können Sie zunächst im Push-Modus ausführen: Sie verlagern Ihr Gewicht langsam auf das vorn stehende Bein, indem Sie sich mit dem Vorderfuß des hinteren Beins vom Boden wegdrücken, und nähern sich so dem begehrten Objekt an (einer Person oder Sache).

Als Variante probieren Sie nun den Reach-Modus: Aus der Startposition heraus lassen Sie Ihre vordere Hand quasi angezogen werden von dem begehrten Objekt. Ihr Leib folgt dieser Richtung. Aber verlieren Sie nicht den Kontakt zum Boden unter Ihrem hinteren Fuß, wenn die Ferse sich während der Gewichtsverlagerung hebt.

Da es sich um eine Geste und keine mechanische Bewegung handelt, müssen Sie sich ein bisschen in eine entsprechende Alltagssituation einfühlen. Liegt Ihnen ein Modus mehr als der andere?

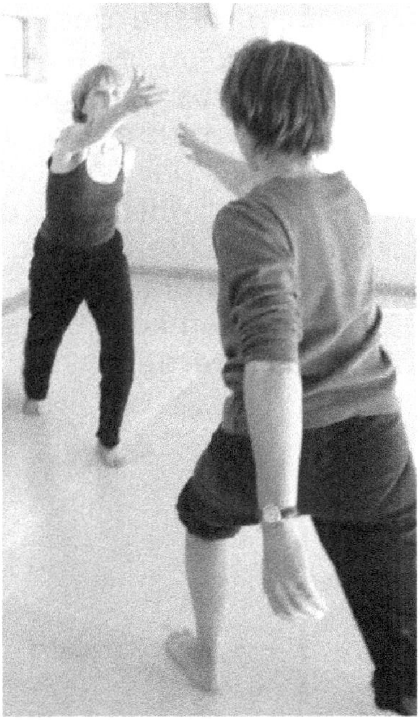

Abb. 37

- Eine Übung, die sowohl die Bodenorientierung als auch die Raumorientierung fördert, ist diese (Abb. 38):

  Sie begeben sich in den Vierfüßler-Stand, d.h. Knie, Füße und Hände leiten Ihr Gewicht zum Boden. Bei Bedarf ein gerolltes Tuch unter den

Fußrücken legen. Hände in Schulterbreite geradeaus am Boden. Beckenboden offen, Bauch locker. Die Augen schauen senkrecht nach unten; gleichzeitig mit allen Sinnen aufmerksam sein für die Raumperipherie. Hände, Knie und Fußrücken spüren über die Haut den Untergrund.

Nun mit Händen und Füßen subtil gegen den Untergrund drücken mit Hilfe des Gefühls für das Eigengewicht. Sorgsam das Gewicht auf drei Unterstützungspunkte verlagern: Hände und linkes Bein. Das rechte Bein wird langsam in eine horizontale Streckung in den hinteren Raum hinein angehoben, wie wenn die Zehen dort etwas berühren möchten. Dabei das Ruhen auf den drei Unterstützungspunkten und die periphere Aufmerksamkeit aufrechterhalten. Atmung nicht flach werden lassen.

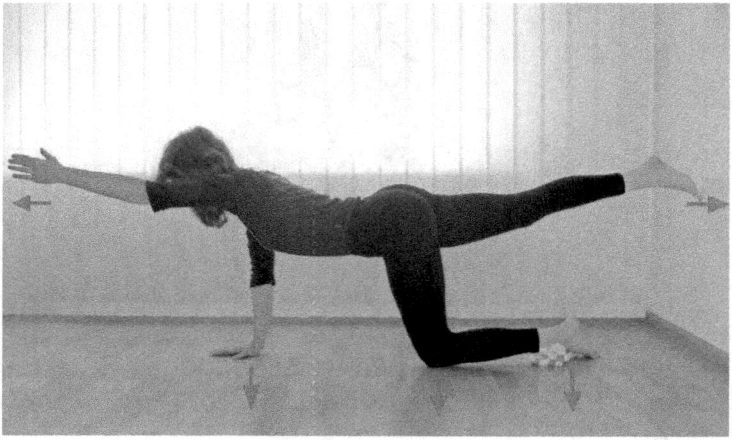

Abb. 38

Nach einigen Atemzügen langsam das Gewicht auf nunmehr zwei Unterstützungspunkte verlagern: rechte Hand und linkes Bein. Der linke Arm wird langsam in eine horizontale Streckung in den vorderen Raum hinein angehoben, wie wenn die Fingerspitzen dort etwas berühren möchten. Gleichzeitig geht der Blick mit in die Richtung nach vorn. Wiederum das Ruhen auf den verbleibenden Unterstützungspunkten aufrechterhalten. (Abb. 38) Ihr Körper wird in dieser Haltung unterstützt, wenn Sie permanent die Richtungen in den Raum hinein empfinden und das Gewicht in den Händen und Füßen, die den Boden berühren.

Nach einigen Atemzügen langsam schrittweise in den Vierfüßlerstand zurückkehren und das Ganze seitenvertauscht wiederholen.

Zehnte Sitzung

Leib-Themen

Die Gesamtintegration wird abgerundet, wobei zwei umfassende Ziele der Strukturellen Integration besondere Beachtung finden. Zum einen geht es für den Menschen um das Erleben der inneren Linie, um die sich der Leib herum organisiert. Zum zweiten gilt das besondere Augenmerk der waagerechten Ausrichtung und Beweglichkeit der paarig angeordneten Gelenke (Sprunggelenke, Knie- und Hüftgelenke, Schultergelenke usw.).

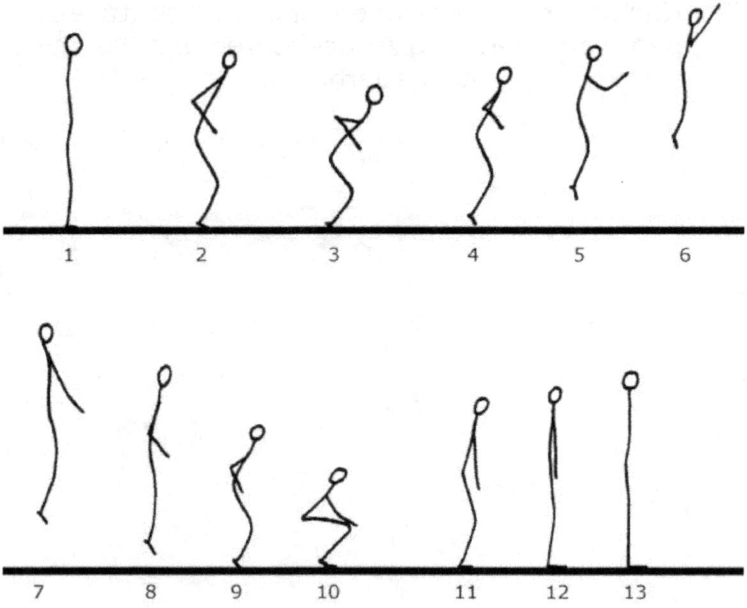

Abb. 39

Dementsprechend geht es um das freie Spiel der Gelenke sowie um eine flexible innere Achse, die sich nach oben und unten von der Leibesmitte her ausdehnen kann. Fließende und verbundene Bewegungen sind Kennzeichen dieser Gesamtintegration (Abb. 39).

Seelische Themen

Die Gelenke sagen etwas über die Reife des Menschen aus. Stabile und frei bewegliche Gelenke sind Ausdruck des Erwachsenen – Kinder haben noch vergleichsweise instabile, ältere Leute eher unbeweglichere Gelenke. Auf der seelisch-geistigen Ebene bedeutet Erwachsensein: Stabilität *und* die Flexibilität, sich auf neue Situationen einzustellen. Reife bedeutet ferner: innere seelische und leibliche Grenzen anzunehmen und gleichzeitig kreativ mit ihnen umzugehen.

Integration des Leibes zu einer Ganzheit bedeutet, dass die Teile eine harmonische Einheit bilden, indem sie sich lebendig aufeinander beziehen. Auch unser Leben besteht aus Einzelbereichen wie Liebe, Partnerbeziehung, Arbeit, Freundschaft, Spiritualität, soziales Engagement, Interessen, Erholung usw., die im Idealfall in einem ausgewogenen Verhältnis zueinander stehen und sich gegenseitig durchdringen. Gibt es diese Balance in meinem Leben?

Sie werden wahrgenommen haben, dass mit dem Fortschreiten des Prozesses struktureller Integration Ihre bewusste Aktivität in diesem Prozess zugenommen hat. Je differenzierter Sie sich wahrgenommen haben, je mehr Sie in Kontakt mit sich selber und Ihrer Ganzheit gekommen sind, desto mehr Eigenverantwortung haben Sie übernommen. Auch dies ist – nicht nur im leiblichen, sondern auch im geistig-seelischen Sinne – ein Kennzeichen von Reife. Bin ich im Leben bereit, für mich selber verantwortlich zu sein? Fülle ich den gewonnenen Freiraum aus, indem ich mein Leben bewusst gestalte?

Nach der Sitzung

- Vergegenwärtigen Sie sich die Aufwärtsrichtung des Kopfes. Nehmen Sie die leichte Entspannung in der Wirbelsäule wahr, wenn Ihr Kopf sich ein wenig vom Hals nach oben abhebt. Nehmen Sie gleichzeitig ihr Eigengewicht wahr, das Ihre Arme und Schultern frei nach unten hängen lässt (wie einen Mantel auf dem Kleiderbügel).

- Erspüren Sie Ihre innere Vertikalachse: Sie beginnt am Boden zwischen den Fußknöcheln, verläuft zwischen den Beinen zur Beckenbodenmitte, setzt sich fort entlang der Vorderseite von Kreuzbein und Wirbelsäule bis in die Kopfspitze. Nehmen Sie wahr, dass diese Linie sich einerseits hinunter zur Erde erstreckt (Unterstützung und Standfestigkeit gebend) und sich andererseits nach oben zum Himmel verlängert (Leichtigkeit und Auftrieb verleihend).

- Beobachten Sie ab und zu beim Gehen, wo Ihre Aufmerksamkeit gewöhnlich ist. Ist sie gewohnheitsbedingt eher nach innen gerichtet, was gewöhnlich einhergeht mit einem Blick, der auf den Boden gerichtet ist? Wenn ja, versuchen Sie öfter mal die Aufmerksamkeit der Umgebung zuzuwenden. Wenden Sie Ihre Wahrnehmung – Schauen, Hören, Riechen usw. – dem Sie umgebenden Raum zu. Nehmen Sie Natur, Häuser und Menschen wahr, spüren Sie die Luft, den Sonnenschein oder den Regen auf Ihrer Haut usw. Seien Sie sich all dessen bewusst, was sich vor Ihnen befindet (dort, wohin Sie gehen). Seien Sie sich auch all dessen bewusst, das sich seitlich von Ihnen befindet (das, was Sie begleitet) und all dessen, was sich hinter Ihnen befindet (dort, wo Sie herkommen).

Sich einerseits seiner Leibesempfindungen und des Bodens unter den Füßen bewusst zu sein, andererseits aufmerksam zu sein für die eigene Umgebung – dies sind Wahrnehmungen, die sich nicht notwendigerweise gegenseitig ausschließen. Vielmehr ergänzen und unterstützen sie sich gegenseitig – falls Sie lernen, die Achtsamkeit frei zwischen beiden hin und her fließen zu lassen.

Offenes Ende

Der Abschluss der Grundserie der Strukturellen Integration ist ein *offenes* Ende.

Die Monate danach sind eine Zeit der weiteren Verarbeitung der Impulse, die Sie im Verlauf der Sitzungen bekommen haben. Dabei wird Ihnen die Schwerkraft indirekt helfen, denn sie unterstützt Sie nun besser, da Ihr Organismus optimaler auf sie eingestellt ist.

Bleiben Sie aufmerksam für alle Veränderungen leiblicher wie seelisch-geistiger Art, die sich einstellen. Seien Sie sich Ihres Leibes stets gewahr, nehmen Sie seine Signale wahr. Denn unser Leib antwortet immer auf innere und äußere Impulse (Abb. 40).

Experimentieren Sie mit Ihren neuen Möglichkeiten. Benutzen Sie hin und wieder dieses Kapitel über die Grundsitzungen, besonders die allgemeinen Hinweise zu Beginn sowie die Abschnitte *Seelische Themen* und *Zwischen den Sitzungen*. Das nächste Kapitel *Anregungen für den Alltag* enthält weitere praktische Tipps.

Bei aller Ernsthaftigkeit sollten Sie freilich stets daran denken: Es geht nicht um verbissenes Einüben neuer Haltungen, sondern um spielerisches „am Ball bleiben".

Eine Fülle zusätzlicher Übungen und Anwendungsmöglichkeiten für den Alltag finden Sie in meinem Buch „Rolfing-Movement. Die Praxis für den Alltag" (siehe Literaturhinweis auf S. 133 und 138).

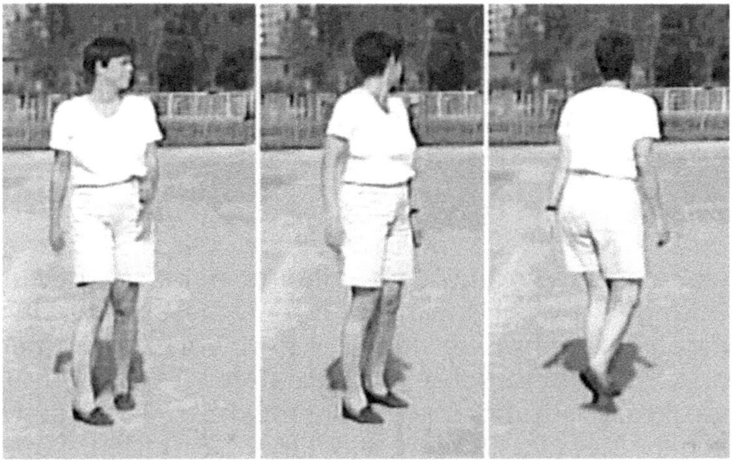

Abb. 40
Eine innere oder äußere Wahrnehmung erregt die Aufmerksamkeit. Der Leib folgt dieser Richtungsänderung der Aufmerksamkeit mit einer Richtungsänderung der Bewegung. Bewegung ist somit immer eine Antwort, eine Geste.

Der Abschluss der Grundserie bedeutet auch insofern ein offenes Ende, als Ihr Prozess der Strukturellen Integration sich durch weitere Sitzungen fortsetzen lässt. Nach einer gewissen Verarbeitungszeit – in der Regel einige Monate – können Sie Ihre Erfahrungen und die erreichten Ergebnisse in einzelnen Nachsitzungen auffrischen und vertiefen bzw. weiterentwickeln.

Falls in der Zukunft ein Unfall, eine Operation, ein seelisches Trauma o.ä. Sie aus dem Gleichgewicht bringt, kann die Aufarbeitung eines solchen Ereignisses durch Strukturelle Integration natürlich sinnvoll sein.

Das Erlernen einer Sportart oder eines Tanzes, der Beginn einer Yogaausbildung und andere neue Herausforderungen an Beweglichkeit, Koordination und kinästhetisches Feingefühl können ebenfalls durch Nachsitzungen begleitet werden.

Darüber hinaus ist *Rolfing-Movement* eine weitere Möglichkeit, die Resultate der Basisserie weiterzuentwickeln. Es beinhaltet neben weiteren Übungen für die Faszien die Verbesserung der Eigenwahrnehmung und realisiert Veränderungen durch den bewussten und kreativen Umgang mit strukturellen und Bewegungsmustern als persönlichen Gesten. Rolfing-Movement-Stunden können Sie bei speziell dafür ausgebildeten Rolfing-Movement Lehrern nehmen.

Anregungen für den Alltag

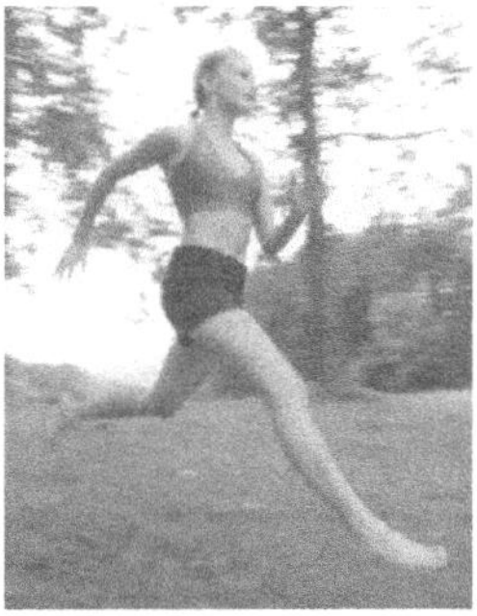

Ergänzend zu den praktischen Übungen, die Sie in den Abschnitten zu den zehn Grundsitzungen der Strukturellen Integration finden, möchte ich an dieser Stelle einige konkrete Anregungen für den „bewegten" Alltag geben.

Naturgemäß ersetzen diese allgemeinen Empfehlungen nicht die individuellen Hinweise, die Ihnen ein Rolfer oder Rolfing-Movement Lehrer geben kann. Sie werden Ihnen aber selbst dann nützlich sein, wenn Sie sich (noch) nicht dafür entscheiden, Sitzungen in Struktureller Integration zu nehmen.

- Beim *statischen* Dehnen ist es ratsam, sich *langsam* in Dehnungspositionen hinein- und herauszubewegen. Sonst provoziert man einen Reflex, der die Muskelfasern veranlasst, sich zusammenzuziehen und der Dehnung zu widerstehen.
- Vor dynamischen Sportarten wie Sprintdisziplinen, Tennis, Baseball, Fußball usw. ist es besser, *dynamische,* schwingende Dehnungs-*sequenzen* zu nutzen.
- Möglichst immer in *zwei* Richtungen dehnen. Beispiel 1: Die Muskeln und Faszien der Beinrückseite nicht nur in Richtung Fuß dehnen, sondern gleichzeitig in Richtung der Sitzknochen (Abb. 41). Beispiel 2: Wenn möglich Arme bzw. Beine beider Körperseiten gleichzeitig strecken (Abb. 42).

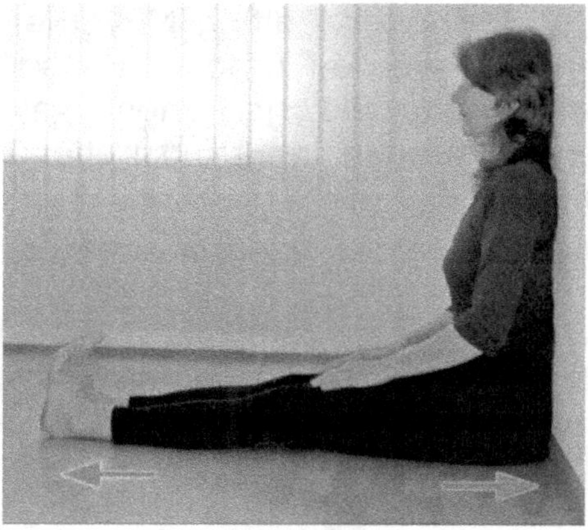

Abb. 41

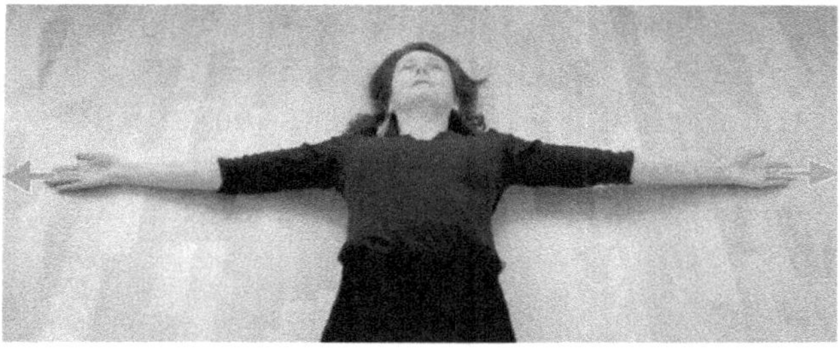

Abb. 42

- Nutzen Sie Sie *unterschiedliche* Winkelstellungen der Gelenke, die Sie ansprechen wollen. Beispiel: Streckung der Arme vom Rumpf weg im 90° Winkel, 50° Winkel, 100° Winkel.

- Stellen Sie sich vor, dass die Ausdehnung über die Leibesgrenzen hinausreicht, sich der entsprechende Körperteil weit in den umgebenden Raum hinein ausdehnt (Abb. 43).

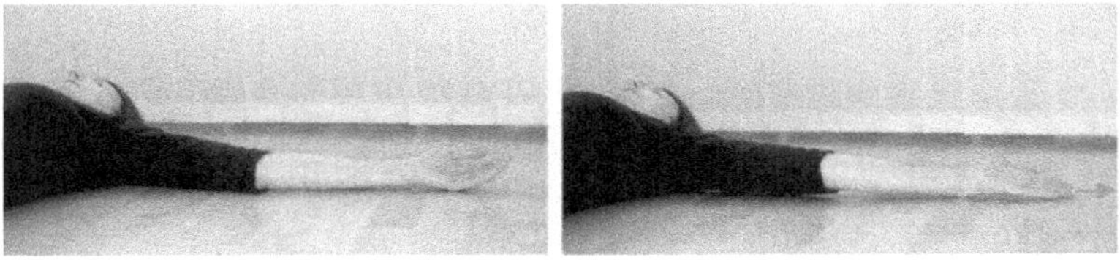

Abb. 43

Links: Die Ausdehnung hört am Handgelenk auf
Rechts: Arm und Hand strecken sich in den umgebenden Raum hinein

- Beim Dehnen einzelner Regionen ist es unverzichtbar, dass der Leib als Ganzes sich so positioniert, dass die Gesamtintegrität der Struktur nicht beeinträchtigt ist. Deshalb achten Sie darauf, dass andere Regionen nicht in eine ungünstige Position kommen. Die innere Vertikalachse, das Vorderseiten-Rückseiten Gleichgewicht und die Rechts-Links-Balance während der Dehnungsübung darf nicht verloren gehen (Abb. 44 und 45).

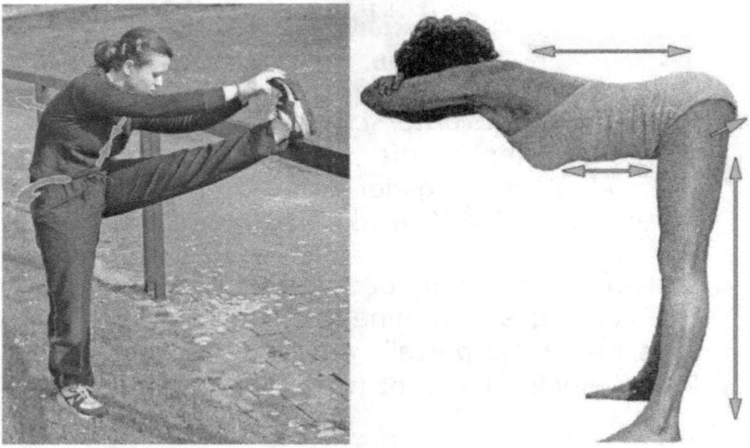

Abb. 44 *Dehnen der Beinrückseiten*

Links: Desintegration durch eine Kippung des Beckens nach hinten-unten, Rundrücken und verkürzte Rumpfvorderseite.

Rechts: Rücken und Vorderseite des Rumpfes bleiben lang und offen.

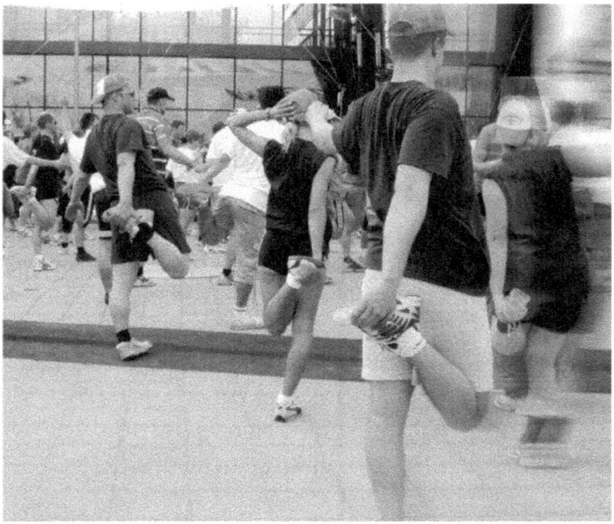

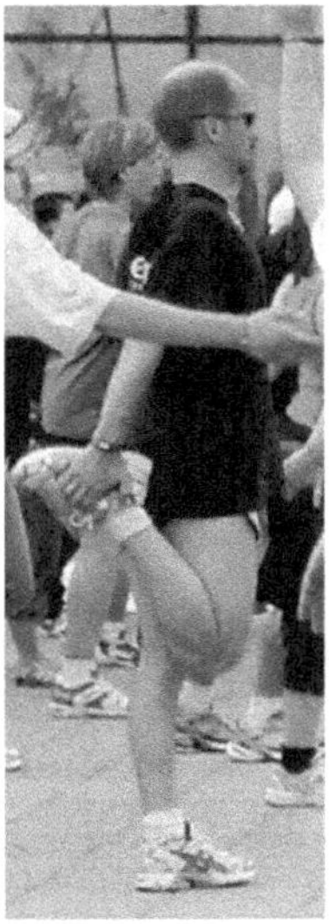

Oben: Fast alle Personen zeigen Zeichen der Desintegration: einen verdrehten Oberkörper oder ein verdrehtes Becken, eine unterschiedliche Länge von rechter und linker Körperseite, eine Gewichtsverschiebung auf eine Körperhälfte usw.

Links: Die einzige Person, die sich in einer insgesamt gut integrierten Haltung befindet.

Abb. 45 *Haltungsvarianten beim Dehnen der Oberschenkelvorderseite*

Sport

Sportliche Betätigung wird von vielen Menschen leider wie ein Kampf gegen den eigenen Leib betrieben. Dieser wird wie eine Maschine auf Gewichtsabnahme, Muskelstärke oder Rekordmarken getrimmt. Ich möchte Ihnen dagegen eine eher spielerische Herangehensweise mit Feingefühl für die Bewegungsabläufe nahelegen.

In diesem Sinne sind solche Sportarten am besten, bei denen die Muskulatur insgesamt ausgewogen beansprucht wird. Dies sind vor allem Schwimmen, Wandern und Langlaufski.

Die exzessive Ausübung einseitiger Sportarten wie Tennis z.B. führt aufgrund von Überspezialisierung bestimmter Leibesteile zu strukturellen Verformungen sowie zu spezifischen Verletzungsanfälligkeiten und Gelenkproblemen.

Die verschiedenen Formen des **Kraft-Trainings** konzentrieren sich zu sehr auf die Entwicklung der *äußeren* Muskulatur zu Lasten der tiefen Muskeln im *Innern* des Leibes. Der Organismus wird zudem in ein starres Korsett von Bindegewebshüllen eingezwängt. Da die Praxis des Krafttrainings auf die persönliche Leibesstruktur des Einzelnen erfahrungsgemäß nicht eingeht, werden vorhandene strukturelle Dysbalancen eher verfestigt. Studien belegen, dass für die Prophylaxe und die Rehabilitation von Gelenk- und Wirbelsäulen-Probleme die Fähigkeit der Muskeln, auf Reize zu reagieren, viel wichtiger ist als Muskelkraft. (*Journal of Bodywork and Movement Therapies*, Oktober 2000)

Leute mit bewegungsarmem Alltag und zurückgehaltenen Gefühlen profitieren von Sportarten mit ausdrucksbetonter Bewegung und mit zwischenmenschlichen Kontakten wie Tanz, Kampfsport und Ballspiel.

Das in Mode gekommene **Faszientraining** kann, soweit es die Bewegungsübungen angeht, durchaus sinnvoll sein, aber nur im Kontext des Prozesses Struktureller Integration. Denn:

- Eine geordnete Struktur des Körpers ist die Grundvoraussetzung, um sich wieder mit Faszien energiesparend bewegen zu können. Dies kann Faszientraining allein nicht bewerkstelligen.
- Unterschiedslos alle möglichen Faszienabschnitte zu trainieren und zu dehnen ist nicht nur wenig hilfreich, es kann die eigene Körperstruktur sogar verschlechtern und zu entsprechenden Symptomen führen. Denn jeder Mensch hat eine persönliche Körperstruktur, bei der individuell unterschiedliche Abschnitte der Faszien verkürzt sind.

Hier einige Hinweise für das **Joggen**:

- Seien Sie skeptisch beim Kauf spezieller angepriesener Laufschuhe. Untersuchungen in den USA zeigen, dass viele dieser Schuhe nicht wirklich Vorteile bringen.
- Lassen Sie den Unterkiefer entspannt hängen. Auch die Gesichtsmuskulatur lockerlassen. Die Augen sollten weich schauen, nicht starren.
- Laufen Sie auf erdigem Untergrund, asphaltierte Wege setzen den Körper zu harten Stößen aus.

- Manche Jogger pressen den Kopf in den Nacken und verkrampfen die Nackenmuskulatur. Bringen Sie den Kopf in eine ausbalancierte Position (Augen schauen horizontal) und stellen Sie sich vor, er sei eine Boje, die auf ruhigem Wasser schwimmend ganz leichte Tänzelbewegungen vollführt. Den Nacken entspannt lassen.
- Unter- und Oberarme sind entspannter, wenn der Winkel zwischen beiden etwa 90 Grad beträgt. Vermeiden Sie es, die Schultern hochzuziehen oder die Hände zu verkrampfen.
- Falls Sie die Gewohnheit haben, den Brustkorb vorzuschieben und die Schultern nach hinten zu ziehen, lassen Sie die Ellbogen schwer sein und das Brustbein *ein wenig* sinken. Wenn Ihr Brustkorb eher zusammengesunken ist, und die Schultern nach vorne geschoben sind, so stellen Sie sich vor, ein unsichtbarer Faden würde das Brustbein *ganz leicht* nach vorn-oben ziehen.
- Überlassen Sie sich passiv der Atmung. Sie können sich vorstellen, die Rippen des Brustkorbs würden mit der Atembewegung sanft im Wasser schwimmen.
- Stellen Sie sich vor, Ihr Becken hängt vom Brustkorb herab wie der Passagierkorb eines gasgefüllten Ballons.
- Bei manchen Joggern vollführen die Beine – sichtbar an Füßen und Knien – wahre Eiertänze. Stellen Sie sich vor, die Knie werden von unsichtbaren Fäden parallel nach vorn gezogen.
- Ein anderes Bild: die Kniescheiben leuchten wie zwei Autoscheinwerfer parallel nach vorn.

Es gilt, zunächst das gewohnte (problematische) Bewegungsmuster klarer wahrzunehmen, und erst dann ein neues zu probieren. Wechseln Sie öfter zwischen Altem und Neuem hin und her.

Empfehlungen für das **Radfahren**:

- Statt mit einem Rundrücken (Abb. 46, links) mit einer nach vorn gerundeten Mittellinie des Rumpfes fahren (Abb. 46, rechts).

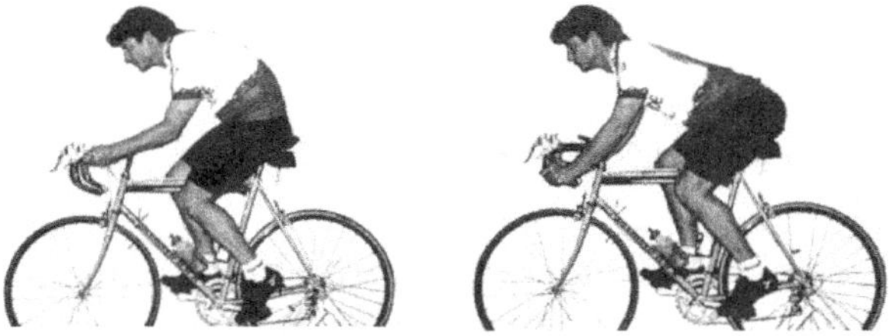

Abb. 46

- Die Sitzknochen nach hinten schieben.
- Die Knie sollten sich geradeaus bewegen und nicht nach innen oder außen zeigen.
- Die Fußgelenke sollten sich ausreichend bewegen, und zwar scharnierartig. Voraussetzung dafür ist eine geradeaus gerichtete Fußstellung. Das Pedal mit dem Fuß*ballen* treten, nicht mit dem Fußgewölbe.
- Die Hände möglichst wenig mit Gewicht belasten. Dies gelingt durch Brustbein-Orientierung nach vorn als Teil der vorderen Konvexität des Rumpfes und durch Entblockieren der Schultergelenke sowie dadurch, dass die Ellbogen relativ nah am Rumpf belassen werden.
- Den Nacken beweglich halten und möglichst wenig überstrecken.

Schuhe – die zweite Haut der Füße

Dieses Bild gilt abgewandelt zwar für unsere Kleidung insgesamt, doch beeinflusst besonders das Schuhwerk, das wir tragen, in hohem Maße die Qualität unserer Bewegung und wirkt sich positiv oder negativ auf die Gelenke und die Wirbelsäule aus. Es gibt ein paar Faustregeln, die beim Schuheinkauf zu beachten sind:

- Es muss genügend Platz für Beugung und Streckung des Fußgewölbes geben.
- Die Schuhe sollten eine scharnierartige Bewegung zwischen Fußknöcheln und Ferse sowie zwischen Mittelfuß und Zehen erlauben.
- Das Fußbett sollte so gearbeitet sein, dass es sich nicht in das innere Längsgewölbe des Fußes drückt und dadurch das Körpergewicht auf die Außenkante schiebt.
- Fußbett und Sohle sollten dem Fuß erlauben, sich wechselndem Untergrund anzupassen und gut abzurollen. Holzsohlen, Clogs usw. sind insofern ungeeignet.
- Sandalen ohne Riemen an der Ferse zwingen die Zehen dazu, das Schuhwerk ständig festzuhalten, was zum einen das Abrollen des Fußes einschränkt und zum anderen zu chronischen Verkürzungen der Zehenbeugermuskeln und zur Verspannung der Wadenmuskulatur führt.
- Die Schuhe sollten einen gleitenden Übergang von langsamer zu schneller Bewegung ermöglichen.

(Kann ich bequem in den Schuhen losrennen, um den Bus zu erreichen?)

- Negativabsätze können *vorübergehend* sinnvoll sein; aber nur, wenn das Becken strukturell zu sehr vornüber geneigt ist und die Beinrückseiten chronisch verkürzt sind (etwa durch jahrelanges Tragen von Stöckelschuhen).

Sitzen

Zunächst einige Hinweise, die sich an die Sitzerfahrung aus der ersten Rolfing-Stunde (siehe S. 71 f) vertiefend fortsetzen anschließen:

- Die Sitzgelegenheit sollte eine Höhe haben, welche die Knie ein wenig tiefer stellt als die Sitzknochen.
- Die Füße sollen sich nicht zu weit vor oder hinter den Knien befinden, weil Ihnen sonst die Unterstützung fehlt und das Becken keine optimale Stellung finden kann.
- In eine optimale, d.h. leicht nach vorn-unten geneigte Position des Beckens kommen Sie, indem Sie das Becken um eine gedachte Horizontalachse, die ein wenig oberhalb beider Hüftgelenke quer durch das Becken führt, nach vorn drehen; und zwar, bis Sie spüren, dass Sie auf der *Vorder*seite der Sitzknochen sitzen. Viele Menschen befürchten, dabei zu sehr in ein *Hohlkreuz* zu kommen. Diese Furcht ist unbegründet, wenn Sie beim Rollen des Beckens den Bauch lockerlassen und die Rückenmuskulatur *nicht* zusammenziehen, während Sie das Becken nach vorn rollen. Ein Keilkissen kann hilfreich für die richtige Beckenstellung sein.
- Wenn der untere Rücken immer noch zu sehr spannt, weil Sie einen starken Rundrücken haben, lassen Sie den ganzen Oberkörper *von den Hüftgelenken her* langsam ein wenig nach vorn pendeln, bis Sie spüren, dass Sie die Spannung im Rücken vermindern können.

- Da das Gewicht des Rumpfes jetzt *vor* den Hüftgelenken nach unten geht, sollte sich Ihr Oberkörper mühelos auf dem Becken aufstützen können, was den Rücken entlastet und eine Entspannung von Nacken und Schultern ermöglicht.

- Minimale Bewegungen der Wirbelsäule verhindern eine starre Sitzhaltung, verbessern den Stoffwechsel in den kleinen Muskeln zwischen den Wirbeln sowie in den Gelenken der Wirbelsäule. Außerdem hält es die Aufmerksamkeit wach. Stellen Sie sich vor, die Wirbelsäule sei ein Schilfrohr oder Bambusstock, das bzw. der sich sanft im Wind bewegt.

- Aus der optimalen Sitzposition heraus können Sie sich leicht und rückenschonend nach vorn oder unten beugen (Abb. 47). Schieben Sie Ihre Sitzknochen nach hinten und beugen Sie sich aus den Hüftgelenken heraus nach vorn. Der Bauch bleibt entspannt, so dass der Rumpf eine leicht nach vorn konvexe Kurve behält.

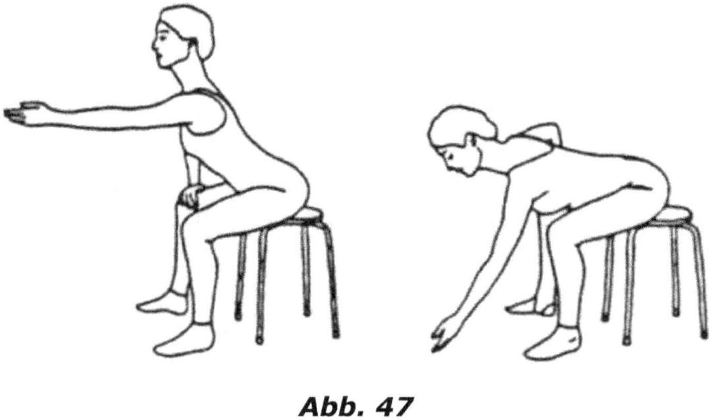

Abb. 47

Hier weitere Tipps: Wenn Sie an einem Tisch arbeiten, lesen oder schreiben, sollte die Tischhöhe ein angemessenes Verhältnis zur Sitzhöhe und zu Ihrer Körpergröße haben. Ist der Tisch zu hoch, drücken die aufgelegten Ellbogen/Unterarme die Schultern hoch. Ist er zu niedrig, neigt der Benutzer zum Rundrücken.

Wer viel liest, kann einen verspannten Nacken vermeiden, wenn er sich eine Buchstütze zulegt, die Buch oder Zeitschrift in eine schräg-vertikale Position bringt, so dass Kopf und Nacken weniger gebeugt werden müssen. Auch Manuskripthalter aus dem Bürofachgeschäft leisten hier gute Dienste. Es gibt in der Höhe verstellbare – stehlampenähnliche – Buchhalter zu kaufen, die ein entspanntes Lesen im Sessel oder auf der Couch ermöglichen.

Ein Design der Sitzgelegenheiten, welches dem Menschen unter strukturellen Gesichtspunkten guttut, gibt es leider selten.

Besonders unökonomisch sind viele Autositze. Sie sind so geformt, dass das Becken nach hinten abwärts kippt, wodurch der Fahrer eher auf dem Steißbein sitzt anstatt auf der Vorderseite der Sitzknochen. Eine derart zurückgesunkene Haltung verhindert geschmeidige Körperreaktionen und führt zu typischen Erscheinungen wie weher Nacken, steife Schultern und Kreuzweh. Wie kann man sich selber helfen? Zunächst einmal sollte der Autositz soweit wie möglich in eine Position gebracht werden, die wenigstens eine annähernd horizontale Sitzfläche und eine relativ vertikale Rückenlehne bietet. Ein Keilkissen kann zusätzlich das Becken von hinten-unten unterstützen und damit auch den unteren Rücken. Die Hände am Steuerrad und die Beine nicht verkrampfen. Schultern und Nacken lockerlassen. und achten Sie immer wieder einmal auf ein freies Atmen.

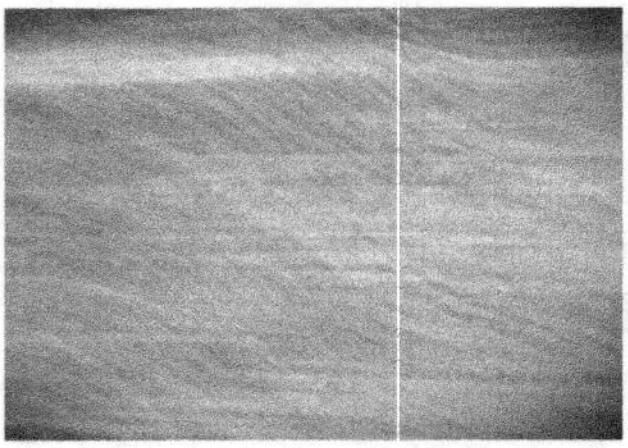

Weiterführende Hinweise

Literatur

Ida P. Rolf: Rolfing: Strukturelle Integration. Wandel und Gleichgewicht der Körperstruktur, München 1997

Das Standardwerk der Begründerin.

Ida P. Rolf: Rolfing im Überblick: Physische Wirklichkeit und der Weg zu innerem Gleichgewicht, Paderborn 1993

Leser bekommen einen lebendigen Eindruck von Ida Rolfs Denken. Die Einführung der Editorin Rosemary Feitis bringt viele Details des beruflichen Werdegangs von Ida Rolf.

Hans Georg Brecklinghaus: Rolfing – Strukturelle Integration für Kinder und Jugendliche, Freiburg 2005

Informationen für Eltern, Ärztinnen und Therapeuten.

Hans Georg Brecklinghaus: Beweglich im Alter durch Rolfing - Strukturelle Integration, Freiburg 2017

Informationen für ältere Menschen und ihre Angehörigen, Ärzte und Therapeutinnen.

Hans Georg Brecklinghaus: Rolfing-Movement. Die Praxis für den Alltag, Freiburg 2021

Eine umfangreiche Anleitung für mehr Bewegungsqualität und eine wertvolle Unterstützung für Sportler, Tänzer, Musikerinne und Bewegungstherapeuten.

Hans Georg Brecklinghaus: Handbuch für Strukturelle Integration

Für Rolfer und andere Praktizierende der Methode.

Band 1: Atem. Bewegung, Freiburg 2021

Band 2: Analyse und Synthese der Körperstruktur, Freiburg 2021

Band 3: Manuelle Arbeitsweise und Techniken, Freiburg 2021

Band 4: Dr. Ida Rolf. Prämissen. Die 10 Grundsitzungen. Prinzipien und Arbeitsstrategien, Freiburg 2022

Band 5: Strukturelle Integration mit Kindern und Jugendlichen. Schwangerschaft und Geburt. Strukturelle Integration mit älteren Menschen. Krankheitsbilder und Symptome, Freiburg 2021

Band 6: Psychologie, Freiburg 2024

Robert Schleip: Lehrbuch Faszien: Grundlagen, Forschung, Urban & Fischer 2014

Schleip und andere Praktiker manueller Therapien sowie Wissenschaftler vermitteln Grundlagenwissen über die. Ein *Standardwerk für Therapeuten.*

Adressen

Eine *Liste mit Adressen* der europäischen Rolfer sowie *Ausbildungsrichtlinien* des Rolf-Instituts erhalten Sie bei:

European Rolfing Association e.V.
Saarstraße 5
D – 80797 München
Tel. 089/54370940
info@rolfing.org
www.rolfing.org

Eine *Adressenliste* von Praktizierenden der Strukturellen Integration, die von der *Deutschen Gesellschaft für Strukturelle Integration* ausgebildet wurden, sowie *Ausbildungsinformationen* erhalten Sie bei:

Deutsche Gesellschaft für Strukturelle Integration e.V.
Stadtstraße 9 a
D – 79104 Freiburg
Tel. 0761/5039871
info@strukturelle-integration.de
www.strukturelle-integration.de

Der Autor

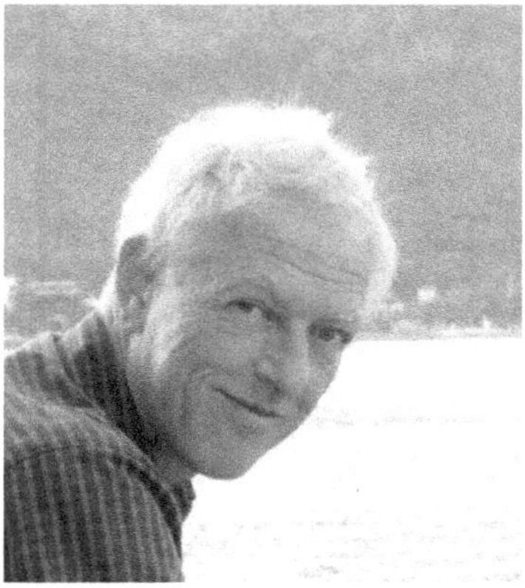

Hans Georg Brecklinghaus (Dipl. Päd.), geb. 1951, ist Certified Advanced Rolfer® und Rolf Movement™ Practitioner. Er praktiziert seit 1983 in Freiburg und Karlsruhe.

Autor zahlreicher Bücher und Aufsätze in verschiedenen Fachzeitschriften. Seit 2003 Lehrtätigkeit bei der *Deutschen Gesellschaft für Strukturelle Integration e.V.*

Hans Georg Brecklinghaus
Stadtstraße 9 a
D – 79104 Freiburg
Tel.: 0761/42793

hgbreck@gmx.net
www.rolfing-praxis.de

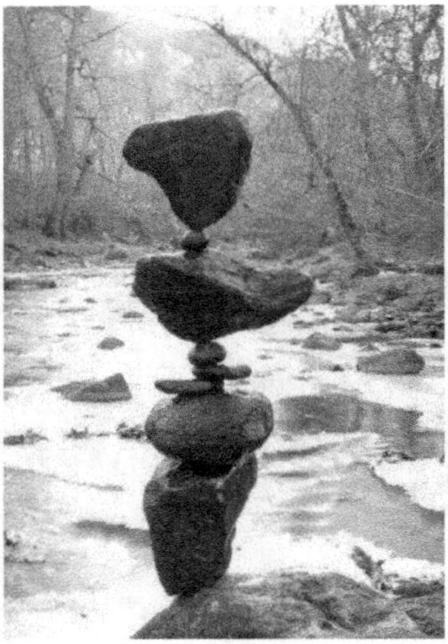

Quellennachweis der Abbildungen

Hans Georg Brecklinghaus: alle Abbildungen mit folgenden Ausnahmen

Carlos Repetto: Abb. 3 a, 17, 25, 26, 39

Dr. Ida Rolf Institute, Boulder (CO, USA): Abb. 2, 6, 16, 19, 21, 32; Abb. auf S. 65

David Kirk-Campbell: Abb. 1

Foard Media: Abb. 6

Hans Flury: Abb. 5, 8, 22, 29 a, 35, 47

Robert Toporek: Abb. 3 b

unbekannt: 30, 37, 44, 45, 46

Weitere Bücher des Autors

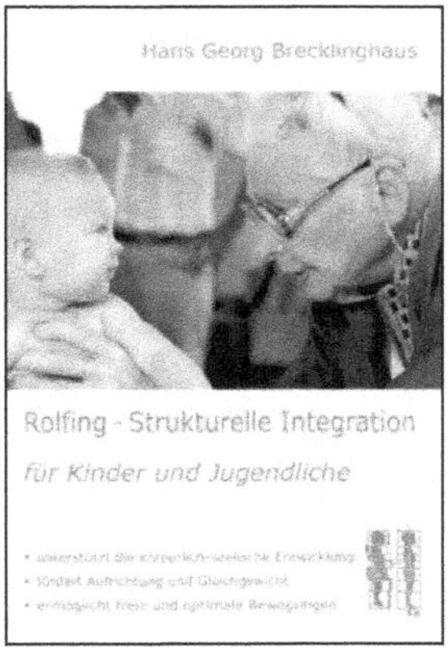

Hans Georg Brecklinghaus

Rolfing – Strukturelle Integration für Kinder und Jugendliche

120 S., 38 Abb.

Lebenshaus Verlag

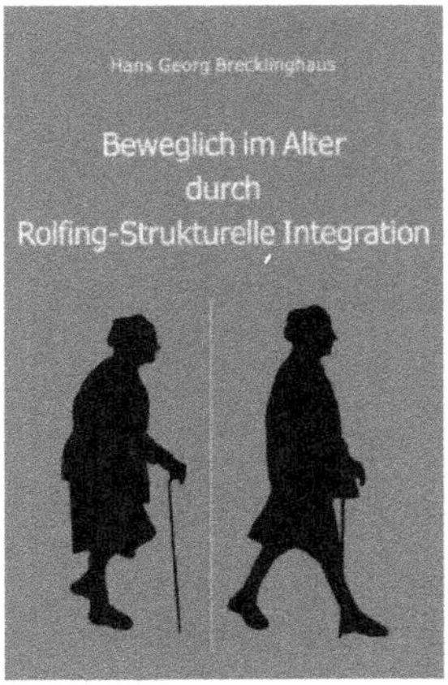

Hans Georg Brecklinghaus

Beweglich im Alter durch Rolfing – Strukturelle Integration

127 S., 45 Abb.

Lebenshaus Verlag

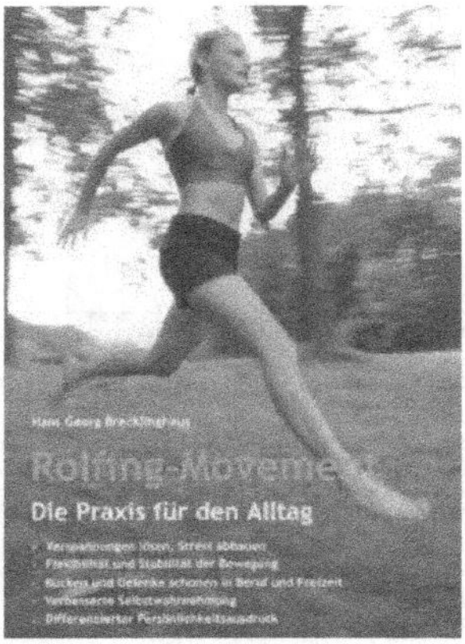

Hans Georg Brecklinghaus

Rolfing-Movement

Die Praxis für den Alltag

326 S., 233 Abb.

Lebenshaus Verlag

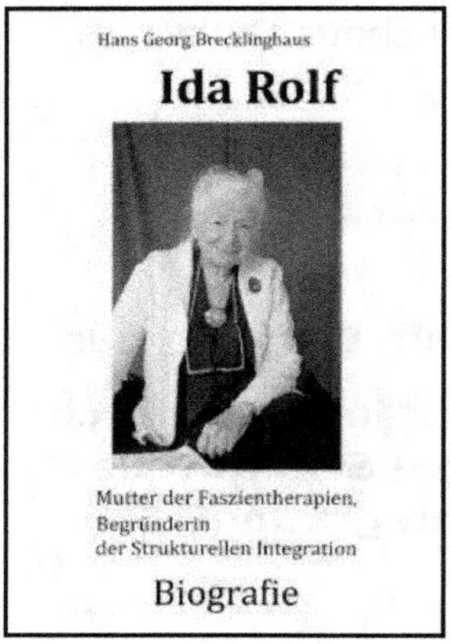

Hans Georg Brecklinghaus

Ida Rolf

Biografie

256 S., 90 Abb.

Lebenshaus Verlag

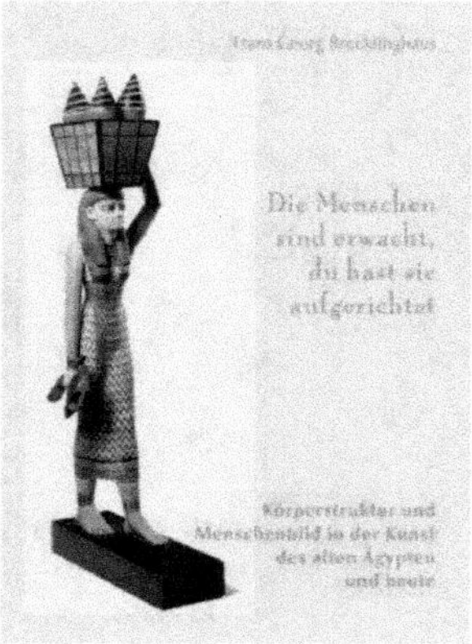

Hans Georg Brecklinghaus

Die Menschen sind erwacht, du hast sie aufgerichtet

Körperstruktur und Menschenbild in der Kunst des alten Ägypten und heute

376 S., 109 Abb.

Lebenshaus Verlag

Impressum

Bibliografische Information der Deutschen Nationalbibliothek: Die Deutsche Nationalbibliothek verzeichnet diese Publikation in der Deutschen Nationalbibliografie; detaillierte bibliografische Daten sind im Internet über dnb.dnb.de abrufbar.

Verlag: Lebenshaus Verlag, Rheinstraße 22, 79104 Freiburg, hgbreck@gmx.net
Druck: Libri Plureos GmbH, Friedensallee 273, 22763 Hamburg

ISBN: 978-3-9823709-8-9

www.ingramcontent.com/pod-product-compliance
Lightning Source LLC
LaVergne TN
LVHW010058061026
849532LV00007BA/2451

* 9 7 8 3 9 8 2 3 7 0 9 8 9 *